バランス操体法

痛み・こり・しびれの診断と手当

久光 正太郎 著

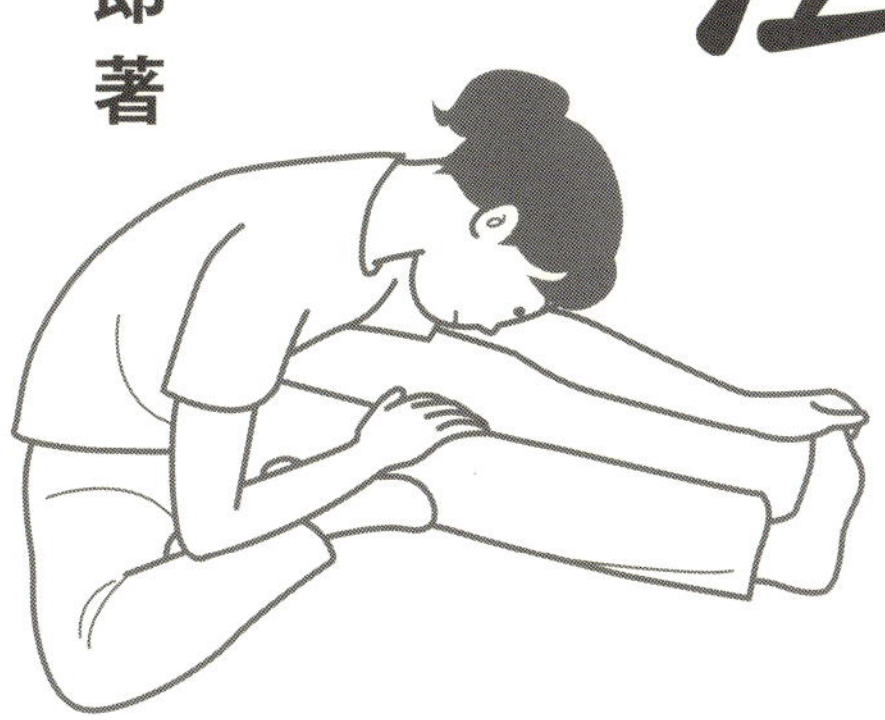

Introduction 1

その座り方、危険です!!

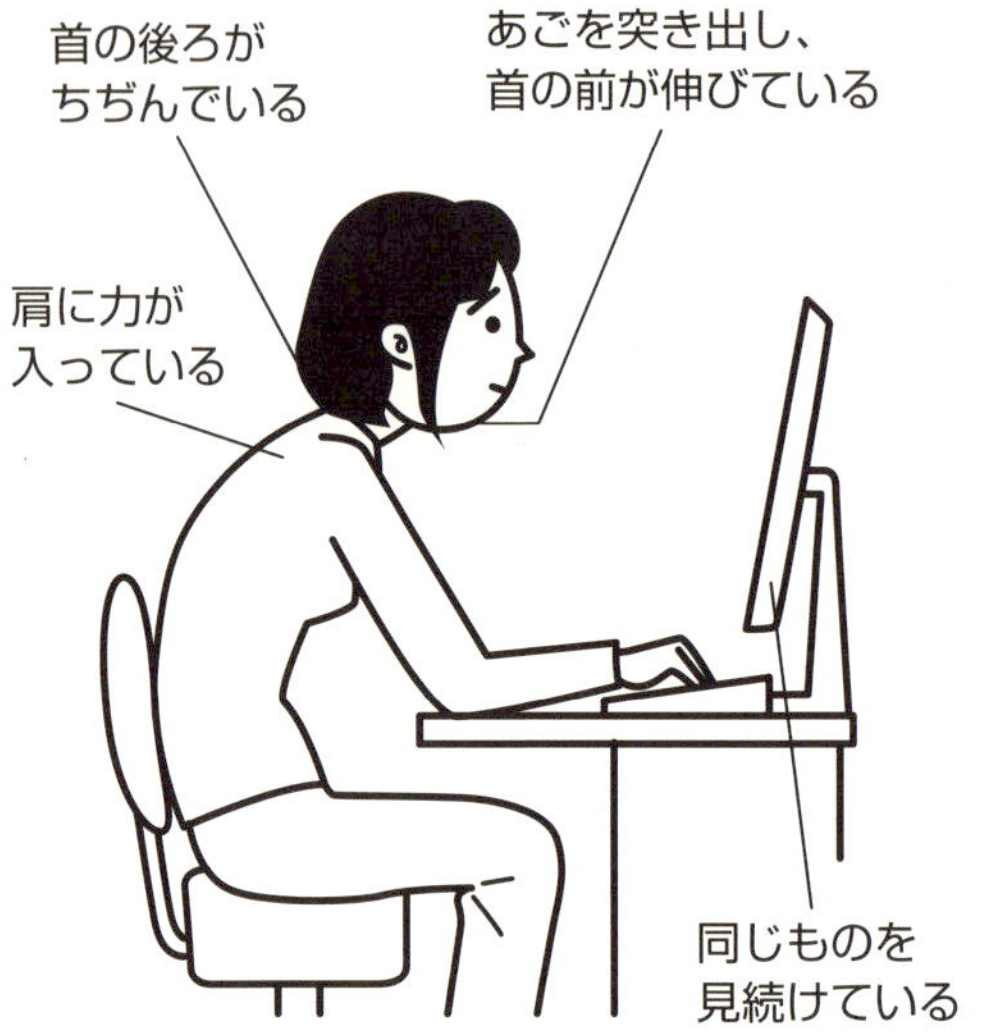
首の後ろがちぢんでいる
あごを突き出し、首の前が伸びている
肩に力が入っている
同じものを見続けている

症状 肩や腰を丸めて、パソコンに向かっていると、頭痛やめまいがする

あなたの体、ゆがんでいませんか？

思い当たりませんか？ 自分のゆがみ

人の体は、骨盤や背骨を中心に全身がスムーズに動いていれば、不調は起こりません。ですが1日中座り続けてパソコンに向かうなどして、偏った姿勢をとり続けていると、背骨や関節がずれ、体がゆがんできます。

ゆがみによって起こる体の不調には、代表的なものをあげるだけでもこんなにあります。

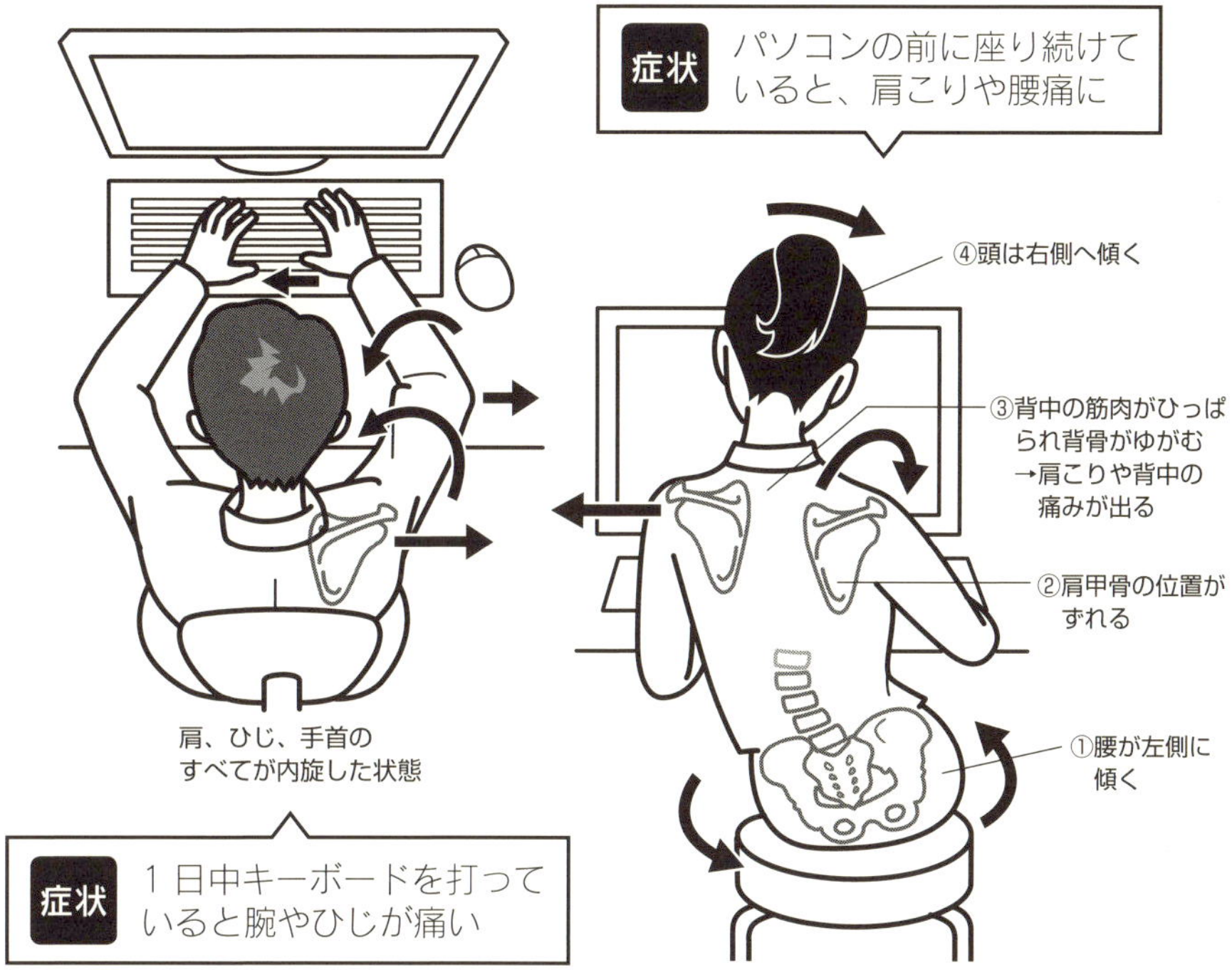
症状 パソコンの前に座り続けていると、肩こりや腰痛に
④頭は右側へ傾く
③背中の筋肉がひっぱられ背骨がゆがむ
→肩こりや背中の痛みが出る
②肩甲骨の位置がずれる
①腰が左側に傾く
肩、ひじ、手首のすべてが内旋した状態
症状 1日中キーボードを打っていると腕やひじが痛い

・**腰がゆがむ**：腰痛、股関節の痛み、慢性の下痢や便秘
・**脚や足がゆがむ**：ひざが痛くて伸ばせない、足が痛くて歩けない
・**胸のあたりがゆがむ**：息苦しい、胃が痛い・もたれる
・**肩のあたりがゆがむ**：肩こり、五十肩、背中の痛み
・**腕や手のゆがみ**：ひじが痛い、手がしびれる
・**頭や首のゆがみ**：首がこる、頭痛、めまい、耳鳴り、咳込む

「1章　その不調はここが原因?」では、体のゆがみとその原因を、腰、胸、足など、体の部位ごとに分けて解説していきます。

Introduction 2

楽な動きで
気持ちよく

自分のゆがみに、気づいて治す

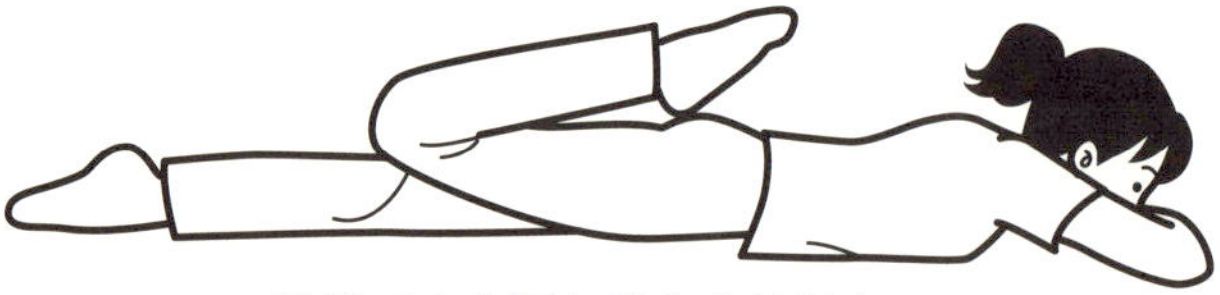

1 動診で左右同じ動作を比較し、
動きにくい方（ゆがみ）を見つける

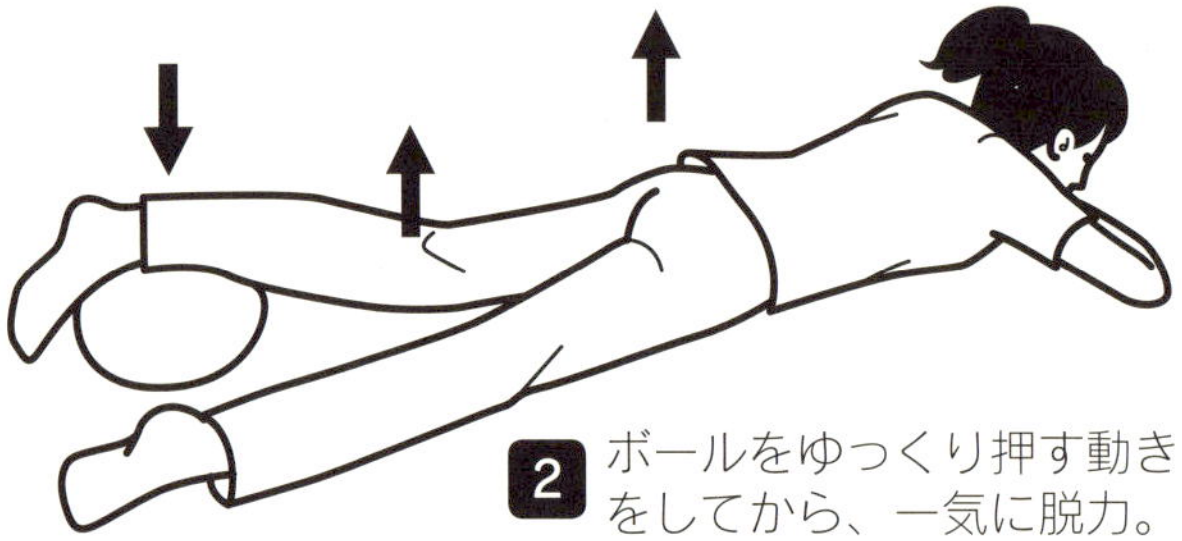

2 ボールをゆっくり押す動き
をしてから、一気に脱力。
たまったねじれを治す

ひざ、腰、股関節のゆがみを治す
「うつぶせひざ伸ばしの操法」

動診で効果を実感！ ゆがみをとる操体法

操体法は、仙台の橋本敬三医師（明治30年〜平成5年）が、様々な民間療法や伝統医療の研究にもとづいて考案された方法です。ゆがみによってずれてしまった重心を体の中心に戻し、体全体のバランスを整えます。

様々なやり方「操法」がありますが、共通するのは、左右同じ動作を比較する診察（動診）で、動

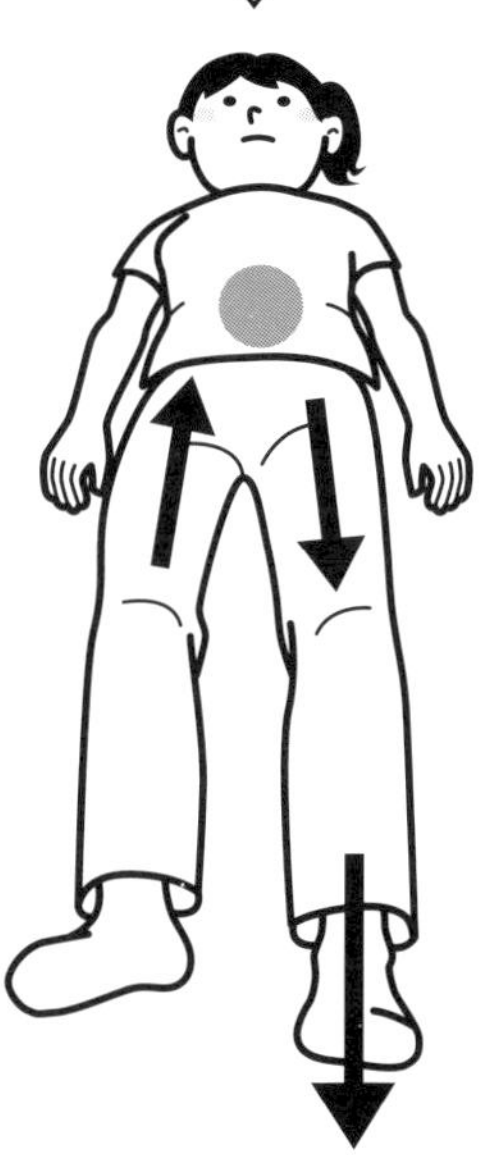

全身のゆがみを治す
「かかと押し出しの操法」

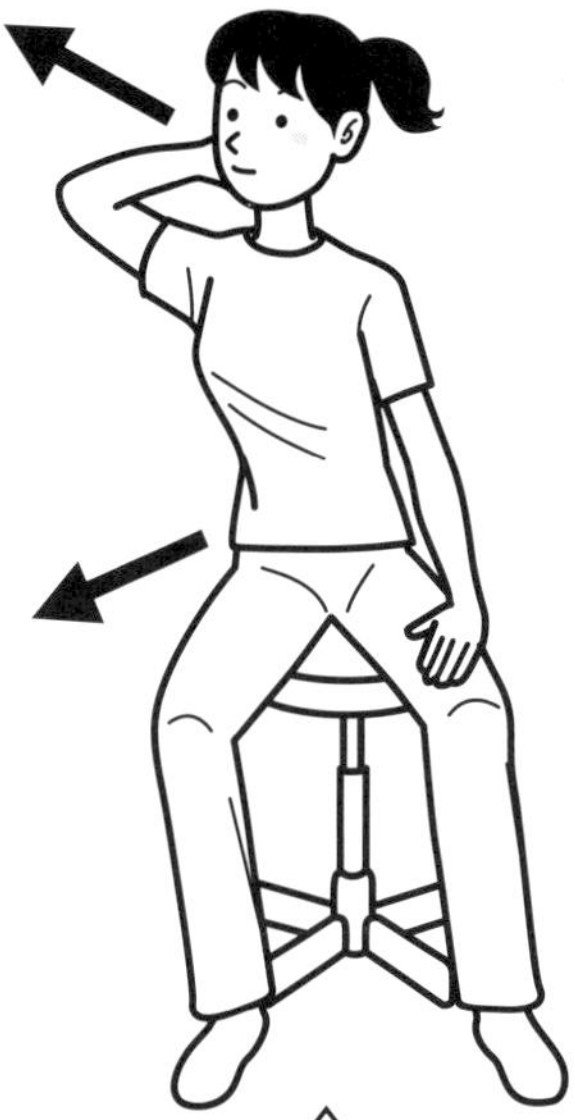

首のこりをとる
「頸椎のねじれを治す操法」

きのゆがみを見つけることです。
　そして脚で地面を押す、体を横にずらすなどの動きをしながら、脚や腰、背中を伸ばし、重心を体の中心に戻します。その後、瞬間的に全身の力を抜いて、動きのゆがみを治します。最後にまた動診を行なうことで、その効果に気づくことができます。

　「2章－1　操体法でゆがみを治す」では、さまざまな操法の実際を紹介し、どのような症状に効果があるのか、どうすればもっと効果が上がるのかについて紹介します。

Introduction 3

朝でも夜でも
どこででも

ゆがみをためない・作らないために

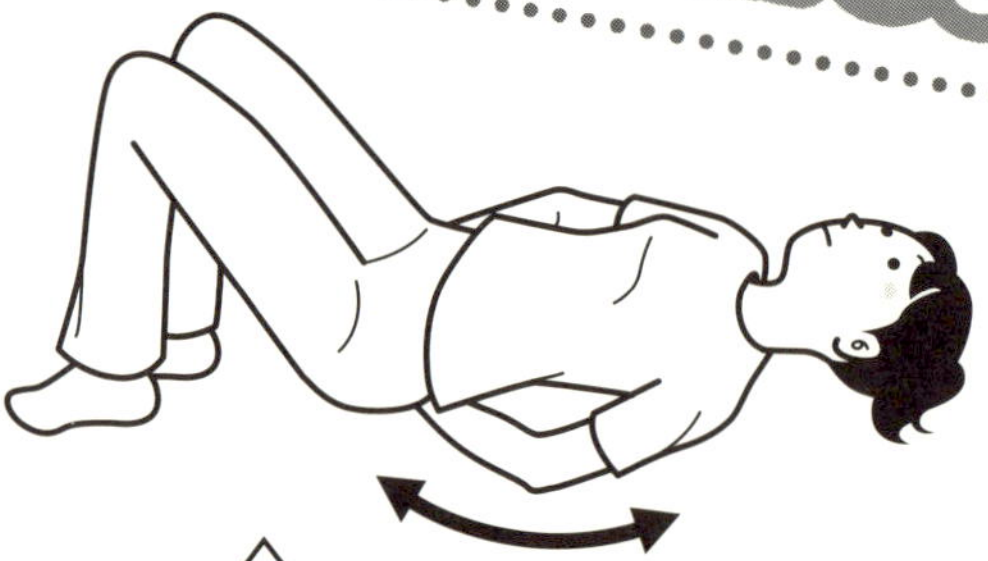

体をほぐし、不眠症にも効果的な
「天寿体操」

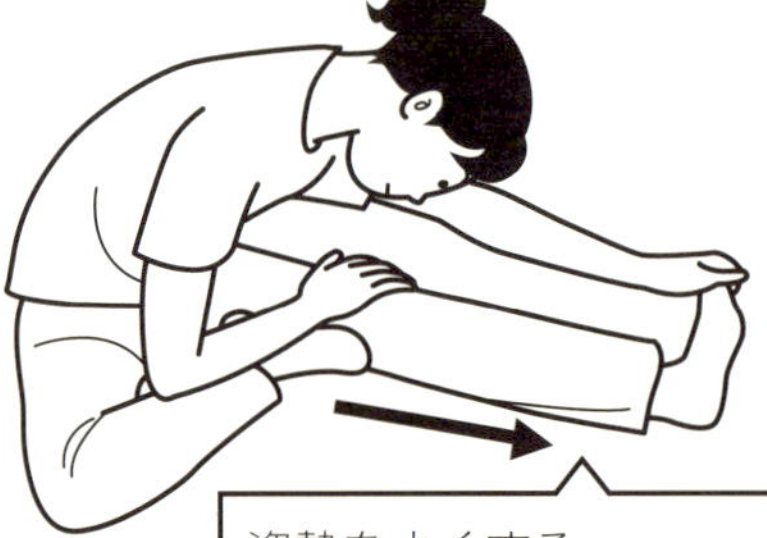

姿勢をよくする
「脚の大きな筋肉のストレッチ」

体をゆるめて、筋力アップ!

　操体法を行なってせっかく体のゆがみを治しても、傾いたりねじったりした姿勢を続けると、すぐにまたゆがんでしまいます。ゆがみ方には一定のパターンがあるので、この方向を考えながら「ストレッチ＆マッサージ」、「軽い筋トレ」を併用し、ゆがみを治す効果を高めます。ストレッチ＆マッサージでは、いつも負担がかかっ

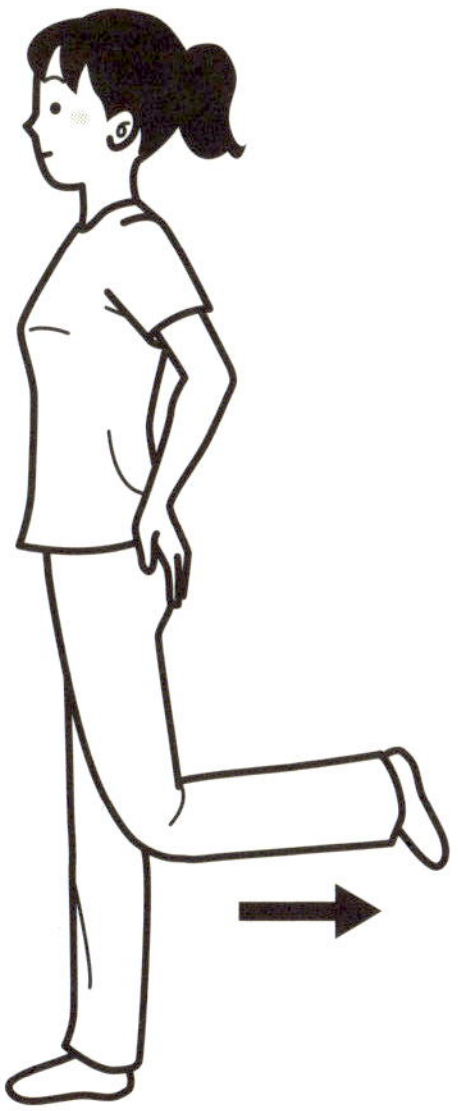
骨盤のゆがみを整える
「弱い方のお尻の筋肉を強化」

上半身のゆがみ矯正
「頭の後ろでペットボトルを上げ下げ」

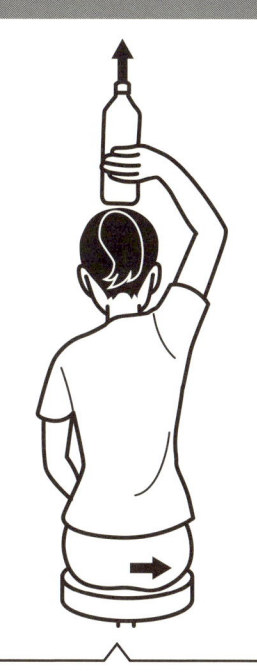

てちぢんでいる筋肉を、ほぐして正しい位置に戻してあげます。また現代人の筋力はかなり弱っているので、姿勢を保つ筋肉を軽い筋トレで鍛えることも必要になってきます。ゆがみをためない・作らないための予防法としても効果的です。

「2章-2　ストレッチ&マッサージで体をほぐす」「2章-3　無理のない筋トレで筋力アップ」では、やり方の実際と、どうすればもっと効果が上がるのかについて解説します。

バランス操体法

目次

1章 その不調はここが原因？

〜痛み・こり・しびれの自己診断と手当て〜

2章 図解「バランス操体法」でゆがみを治す

1章

その不調はここが原因？

〜痛み・こり・しびれの自己診断と手当て〜

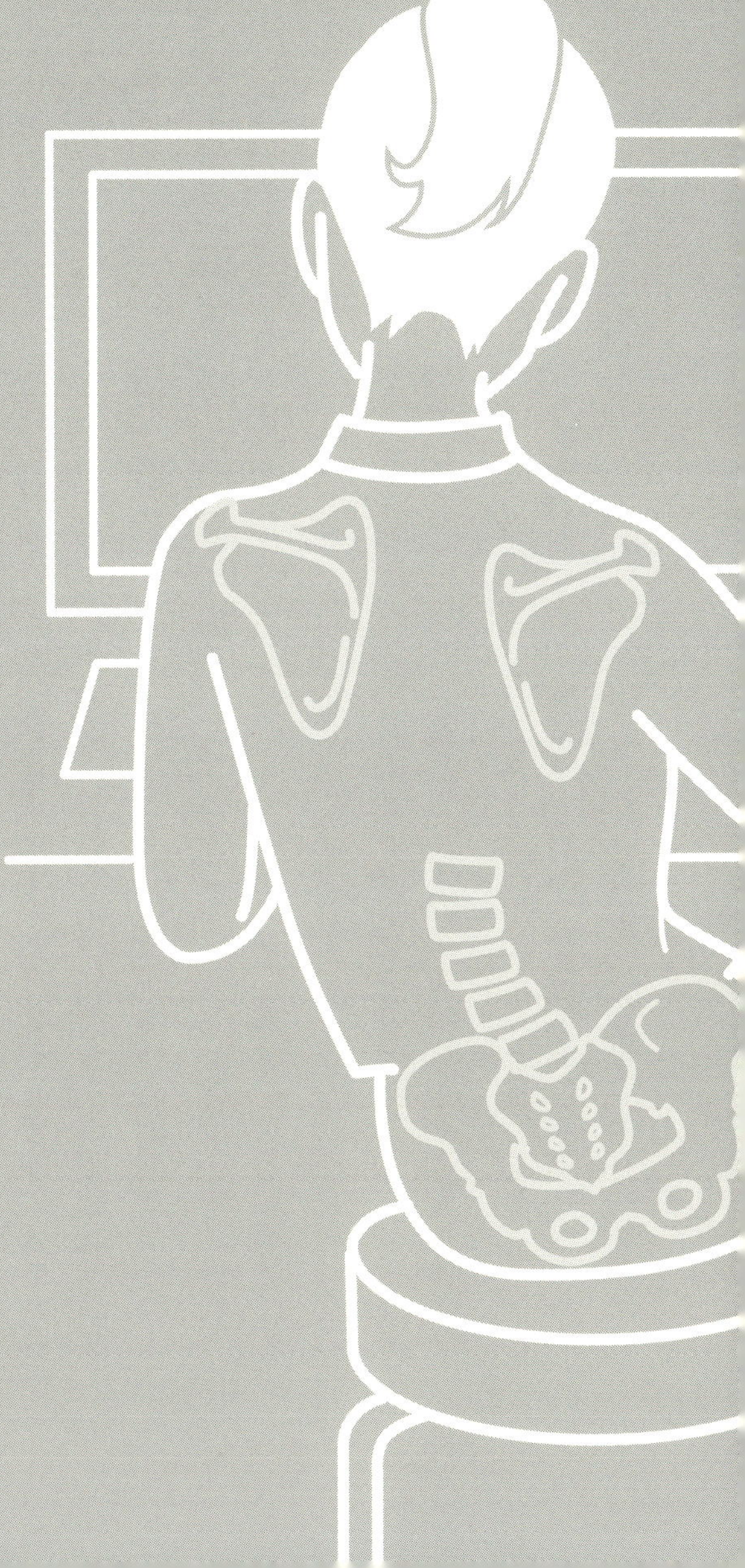

1 腰からお尻にかけての不調

腰がゆがむとは?

　現在、腰痛を訴える人は非常に多いですが、病院でレントゲンやCTスキャンなどの検査をしても、症状を起こす原因がわからない人がほとんど。「椎間板ヘルニア」「腰部脊柱管狭窄症」「腰椎圧迫骨折」のように、原因が特定できる人（病名がつく人）は、患者全体の15％くらいといわれています。

　齢のせいや、腰の使い過ぎが原因とされることもありますが、本当にそうなのでしょうか。以前ある番組で、アフリカに住むハザ族のことが取り上げられたことがありました。彼らは現在も、毎日数十kmを移動しながら狩猟採集生活を送っていますが、私たちが抱えているような腰痛は見つからないといいます。あるのは、木から落ちて腰を打つなどした、外傷性のものだけだそうです（２００８年放送、ＮＨＫスペシャル「病の起源　第3集　腰痛〜それは二足歩行の宿命か？〜」より）。

　このように腰の使い過ぎによる腰痛はまずないこと、また左右どちらかの側だけに痛みを訴える人が多いことを考えると、やはりその原因として体の「ゆがみ」を考える必要があります。

　腰には「骨盤」「股関節」「腰椎」がありますが（17ページ図）、骨盤と腰椎の接合部のゆがみ、股関節のゆがみ、腰椎同士のゆがみが原因となって、腰に不調が出ます。

骨盤の構造

骨盤は左右2つの〝腸骨〟と、その間にある三角形の〝仙骨〟からできています。腸骨と仙骨は、骨盤の後ろにある〝仙腸関節〟でつながっています。腸骨の最も下には、左右一対の〝座骨結節（座わってお尻の下に手を入れると、骨がゴリゴリ当たるところ）〟があります。

股関節の構造

股関節は、腸骨にある受け皿〝寛骨臼〟に、大腿骨の先端である丸い〝大腿骨頭〟がはまっています。股関節まわりに集まっている筋肉や靭帯がバラ

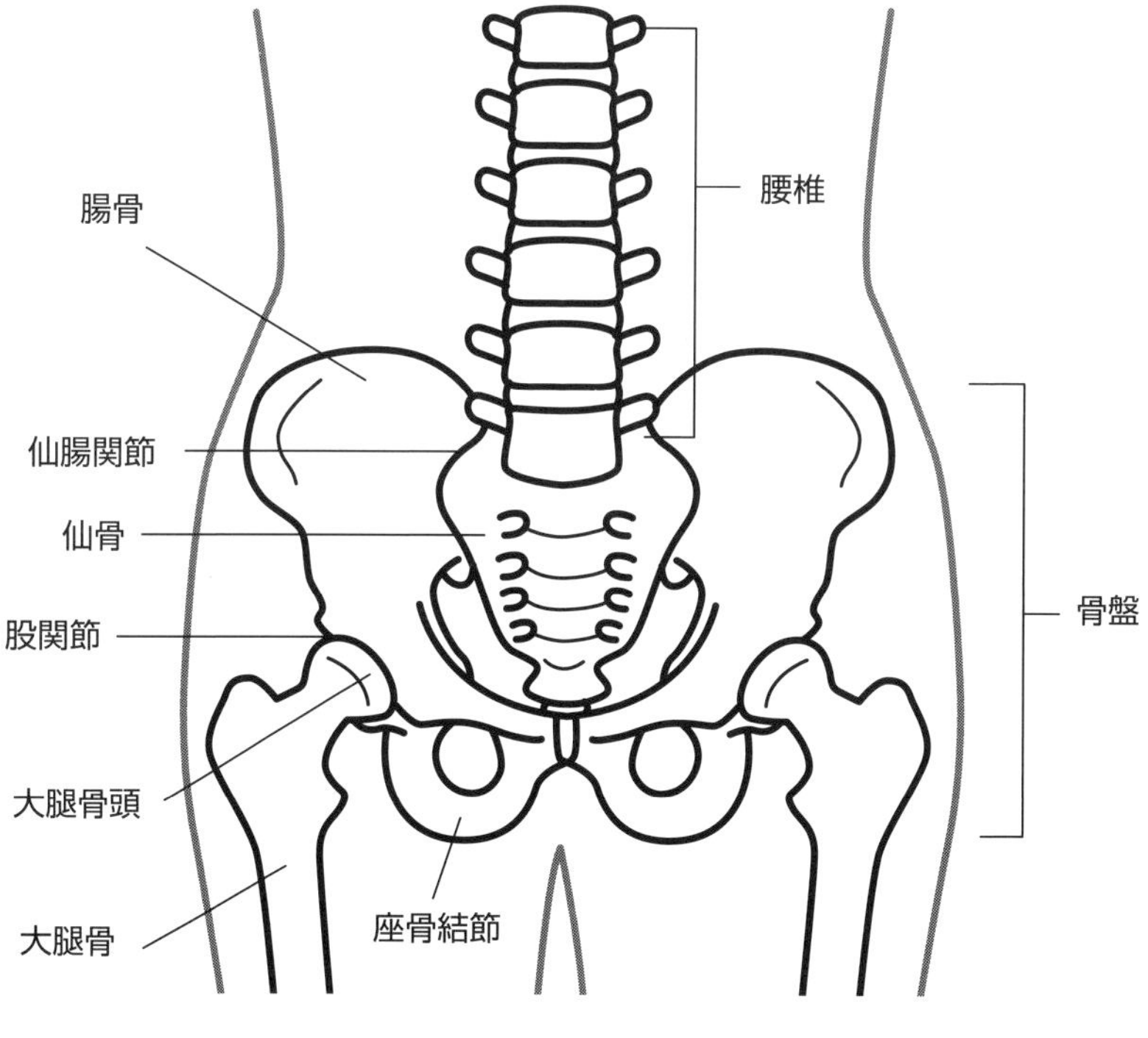
腰椎
腸骨
仙腸関節
仙骨
骨盤
股関節
大腿骨頭
大腿骨
座骨結節

ンスよく働き、臼の上を転がるように大腿骨頭が動いて、股関節がスムーズに動きます。

腰椎の構造

骨盤の上には5つの〝腰椎〟があります。それぞれの腰椎の上下には〝関節突起〟があり、腰椎同士をつなぐ椎間関節をつくっています。

いすの上で左右どちらか一方に傾いた姿勢で座るなどして、骨盤の一方が傾くと、股関節周辺の筋肉のひっぱられ具合が偏り、股関節に収まっている大腿骨頭の位置も少しずれます。

この状態で歩行や前屈運動を続けると、腰全体がねじれて動き、腰椎同士をつなぐ椎間関節の部分もずれを起こして戻りにくくなります。それがたとえ検査でわからない程度のゆがみや、ずれだったとしても、ゆがみが固定化すると、腰全体の筋肉や靱帯に偏った負担がかかり、腰痛や股関節の痛みを引き起こすのです。

また、腰椎や仙骨からは多くの自律神経が出ていて、下腹部の内臓（骨盤に囲まれた、大腸などの消化器や泌尿生殖器など）の働きを調節しています。腰がゆがむと、これらの内臓の働きまで乱されることが経験的にわかっており、過敏性腸症候群などの一見、腰とは関係のない症状を引き起こすこともあります。

ここでは、腰からお尻にかけての不調を、

1-① 腰の中央の腰痛
1-② お尻にかけて痛む腰痛
1-③ 股関節の痛み
1-④ 過敏性腸症候群

に分けて考え、それぞれの症状に効果がある方法について紹介していきます。

1

①腰の中央の腰痛

お尻の少し上、腰の真ん中あたりの痛みです。この場所には、5つある腰椎のうち第4腰椎と第5腰椎と、腰椎と仙骨の接合部があります。

症例：ぎっくり腰で動けなくなった

50歳代の男性。明け方に寝返りをした瞬間にぎっくり腰になり、あお向けのまま、ほとんど動けなくなりました。かろうじて、両ひざを立て痛みの軽い方に少し倒せたので、「操体法1-③　両ひざ倒しの操法（69ページ）」と「筋トレ3-①　後頭部にこぶしを当てる腹筋（109ページ）」を繰り返しました。両方の運動をしたことで、両ひざを倒す角度を少しずつ大きくすることができ、昼頃には立ち上がることができました。

原因：第4腰椎と第5腰椎のゆがみ

第4腰椎と第5腰椎は、腰を後ろや左右に傾ける時に力がかかるため、ほかの腰椎に比べて、とてもゆがみやすい場所です。特に骨盤や股関節の動きや傾きに左右差が出たり、肥満などで腹筋が弱った時などは、この場所に大きな負担がかかってゆがみます。

治療法は？

椎間板ヘルニアの起こりやすい場所なので、強

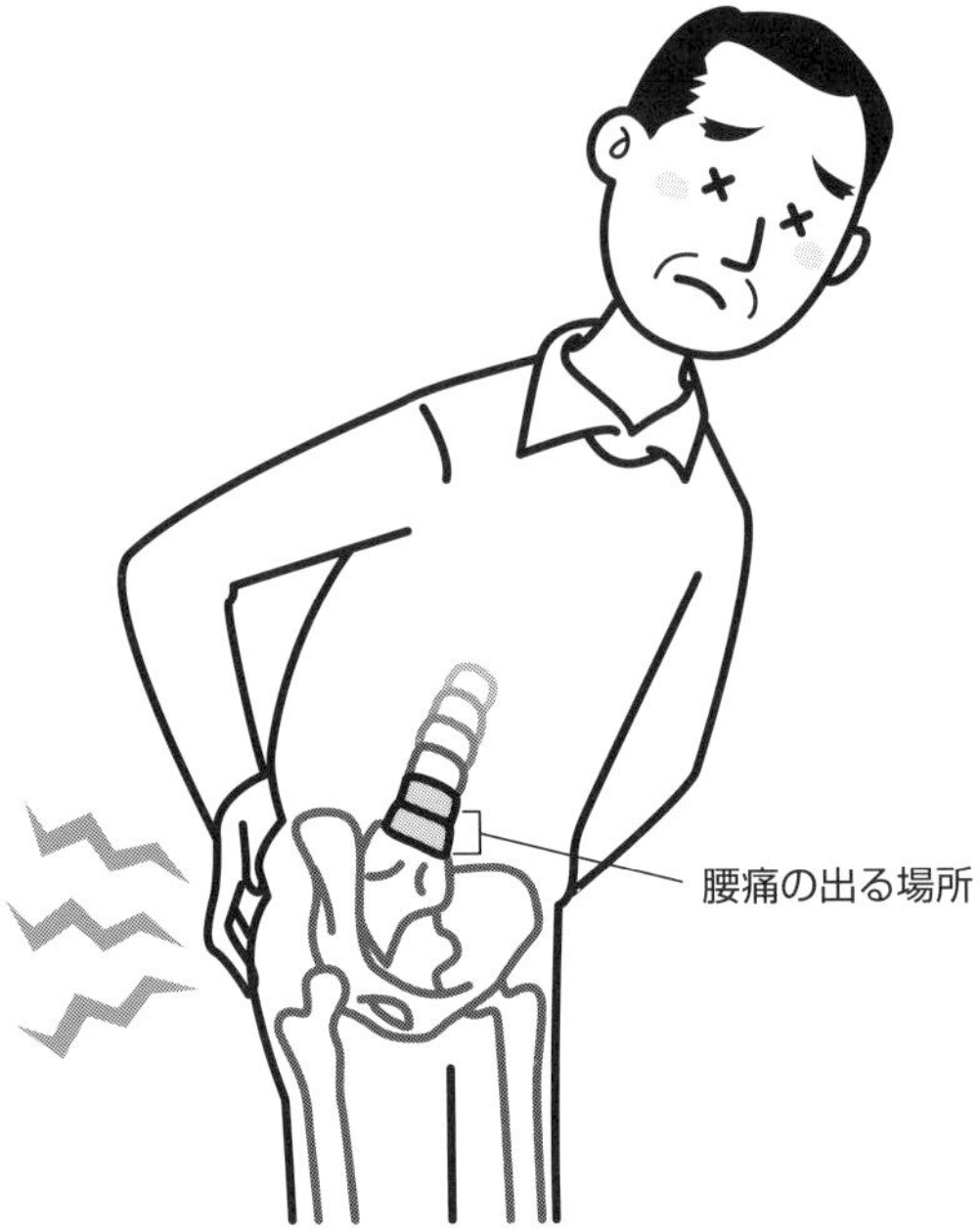

い負担をかけないようにします。

この後に述べる「1-② お尻にかけて痛む腰痛」をあわせ持つ場合は、片一方の骨盤（腰痛を起こしている側）が後ろへ傾き、股関節がずれている可能性があります。股関節周囲の治療も、根気よく続ける必要があります。

(1) 痛みの強い時

↓操体法1-②　67ページ
↓操体法1-③　69ページ
↓操体法1-⑥　74ページ

(2) 痛みが少し治まってから

↓操体法1-①　65ページ
↓操体法1-④　70ページ

(3) 再発予防のため

↓ストレッチ&マッサージ2-③　89ページ
↓筋トレ3-①　109ページ

※ぎっくり腰の直後に腹筋運動が少しでもできれば、繰り返すことで症状が軽くなる場合がある。

1

② お尻にかけて痛む腰痛

お尻のところ（お尻の両側の筋肉と仙骨の境あたり）に痛みと圧痛のある腰痛です。ここには大臀筋と梨状筋という、主に歩く時に使われるお尻の筋肉があります。

症例：長く歩くと腰からお尻にかけて痛む

80歳代の女性。数カ月前から、長く歩くとお尻にかけて痛む腰痛が出て、大腿の前と横や、下腿の横後ろあたりの筋肉も痛むようになりました。立った姿勢になると、上体はかなり前へ曲がり、お尻の筋肉の萎縮が目立ちました。

長時間座り続けてテレビを観ていたことで、両側の股関節が脚の方へひっぱられ、痛くなったと考えられました。座った姿勢を正すのと一緒に体操を続け、お尻の筋肉と背筋の筋力がついてくると、腰痛はかなり改善しました。

原因：姿勢の偏りによる股関節のゆるみ

この腰痛の人は、お腹を突き出し、背中を後ろにつっぱるようにして、体を後ろに傾けて座る姿勢をとることが多くなっています（22ページ図）。ちょうど床の上に足を投げ出し、背中を壁にもたれかけさせている時の姿勢です。この座り方で、しかも左右どちらかに重心が傾いていると、腰からお尻にかけての筋肉や股関節まわりの靭帯がゆるみ、お尻の筋肉がひっぱられて痛みが出ます。

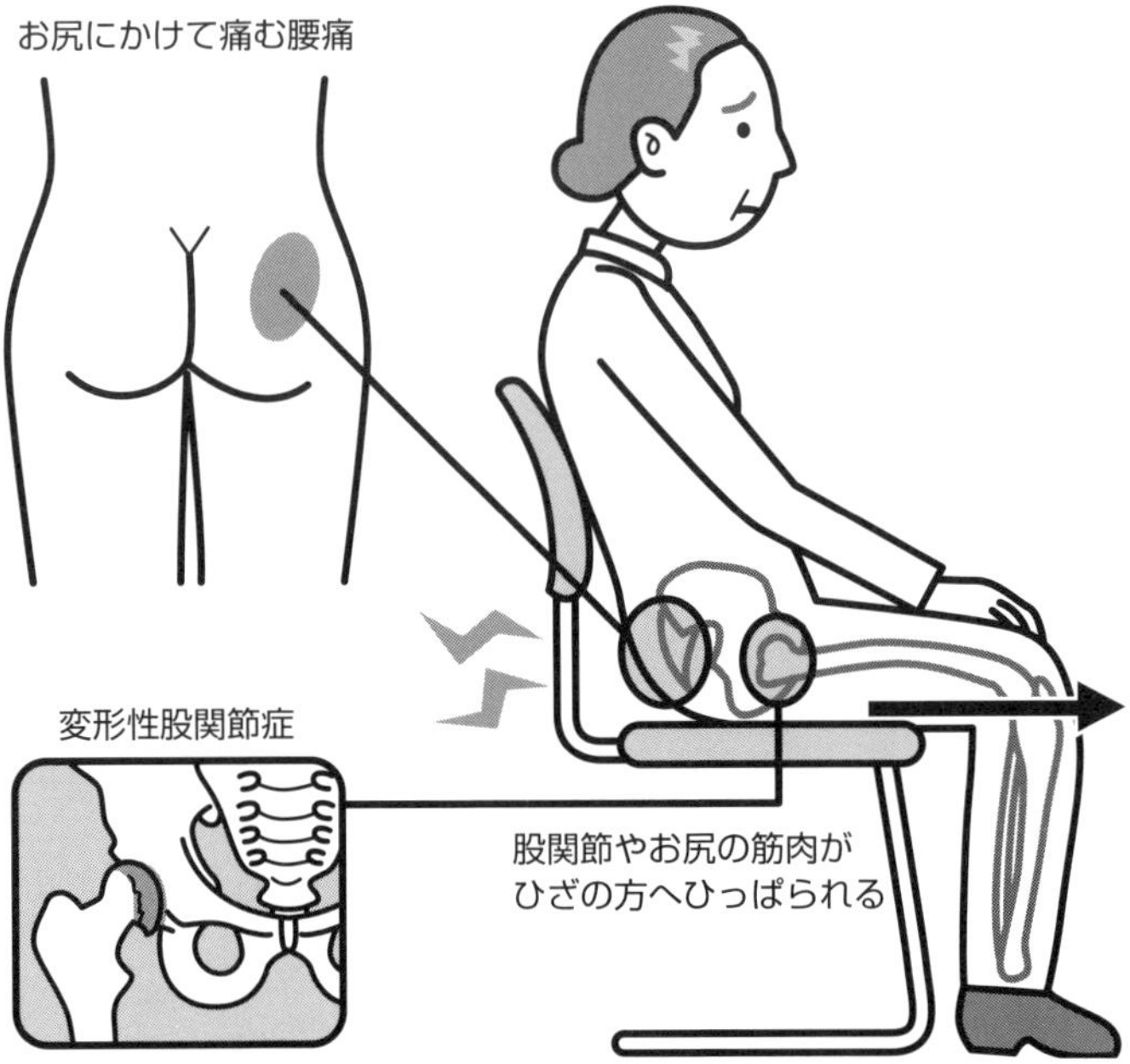
お尻にかけて痛む腰痛
変形性股関節症
股関節やお尻の筋肉が
ひざの方へひっぱられる

さらに脚の不調が出るのも、この腰痛の特徴です。腰から脚の方へ伸びる筋肉もひっぱられ、脚全体がO脚のように変形してきます。そのため大腿（脚の付け根からひざまでの部分、太もも）や下腿（ひざから足首までの部分）の外側の筋肉が緊張し、押すと痛みます。

治療法は？

腰から脚の方へ伸びている筋肉をゆるめるとともに、大臀筋や梨状筋を強化し、骨盤の後傾や股関節のずれを矯正します。

（1）痛みの強い時

→ストレッチ＆マッサージ2－④　92ページ
→ストレッチ＆マッサージ2－⑤　94ページ

（2）痛みが少し治まってから

→操体法1－④　70ページ
→操体法1－⑤　72ページ

（3）再発予防のため

→筋トレ3－⑦　119ページ

1―③ 股関節の痛み

股関節の痛みで最も多いのは、変形性股関節症からくる痛みです。症状が進むと、股関節の骨や軟骨が壊れてきますが、初期の頃は、股関節に痛みや疲労感が時々ある程度です。

症例：長時間同じ姿勢をとると股関節が痛む

70歳代の女性。ベッドの上で長時間同じ姿勢でビデオを観ていました。もう一人は40歳代の女性。同じ姿勢でパソコンや車の運転を長時間していました。二人とも、「1―② お尻にかけて痛む腰痛」であげたような、床の上に足を投げ出し、背中を壁にもたれかけさせている時のような姿勢をとっていました。

どちらも股関節の痛みと、大腿とひざから下の脚の外側にかけて、筋肉のこわばりや、痛みとしびれを訴えていました。ここに挙げた体操を続けながら、座り方を変えると股関節や脚の症状がよくなりました。

原因：股関節のずれ

大腿骨頭が股関節の中でずれ、周囲の筋肉や靭帯がひっぱられて起こります（22ページ図）。またそれに伴い、お尻の筋肉も萎縮します。

治療法は?

股関節まわりの筋肉の緊張を調整し、ゆがみを戻す体操をします。

(1) 痛みの強い時

→操体法1-⑤　72ページ

→ストレッチ&マッサージ2-④　92ページ

→ストレッチ&マッサージ2-⑤　94ページ

(2) 痛みが少し治まってから

→操体法1-④　70ページ

→ストレッチ&マッサージ2-③　89ページ

(3) 変形性股関節症を進行させないため

→筋トレ3-⑦　119ページ

1

④過敏性腸症候群

慢性の下痢や便秘、腹痛を起こす過敏性腸症候群は、長時間の会議やデスクワーク、車の運転など、腰にゆがみを生む生活をしている人に多く見られます。

症例：下痢、お腹の張りなどに悩まされる

40歳代の男性。長年、腹のぐじぐじ感、食後の腹が張る感じや、下痢に悩まされ、過敏性腸症候群として薬物治療を受けていましたが、はかばかしくありませんでした。デスクワークや車の運転の時間が長く、腰痛も訴えていました。

姿勢に注意し、ここにあげた体操や、積極的に腰を動かす生活に変えて3カ月経つと、お腹の症状はずいぶん改善しました。

原因：腰まわりの筋肉の緊張

紹介した症例のようなケースには、よく出会います。腰椎や骨盤のゆがみで腰まわりの筋肉が緊張し、自律神経を介して大腸の働きに影響していると考えられます（上図）。中国ではこれを「腰性腹痛」と呼び、腰が原因で下痢や便秘、腹痛が起きるという、西洋医学にない考え方です。

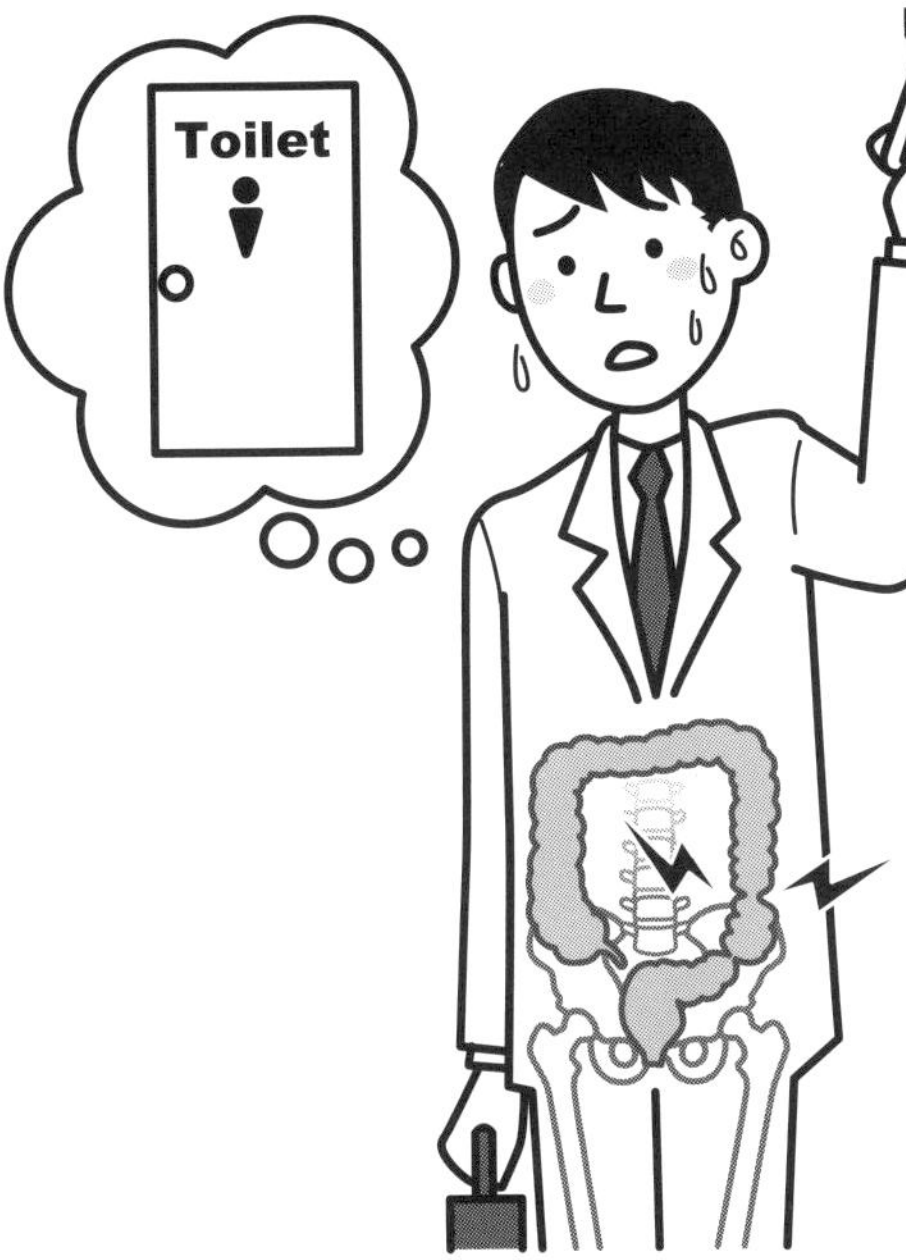

治療法は？

よくストレスが原因とされますが、腰のゆがみを戻す操体法や、腰まわりの筋肉をほぐしたり、筋力をつける体操を続けていると、改善する場合がよくあります。

(1) 症状の強い時
→操体法1-①　65ページ
→ストレッチ&マッサージ2-①　85ページ

(2) 症状が少し治まってから
→ストレッチ&マッサージ2-③　89ページ

(3) 症状を繰り返さないため
→筋トレ3-①　109ページ
→筋トレ3-⑦　119ページ

2 脚の不調

脚がゆがむとは?

脚は、「大腿（脚の付け根からひざまでの部分）」、「下腿（ひざから足首までの部分）」、「足（足首から先）」の3つに分けられます。

大腿の構造

「1　腰からお尻にかけての不調（16ページ参照）」の股関節まわりの構造で述べたように、股関節には大腿骨頭がはまっています。大腿骨頭を始点に、下腿に向かって太い骨「大腿骨」が伸び、ひざ関節をつくっています。

下腿の構造

2本の骨からできています。内くるぶしと脛（すね）の骨となっている太い骨「脛骨《けいこつ》」と、その外側にある細い骨の「腓骨《ひこつ》」です。脛骨と大腿骨が組み合わさってひざ関節をつくっています（左図）。

足の構造

足は、いくつかのアーチが縦横に組み合わされた構造をしています（左図）。一つひとつのアーチは、ちょうど石橋のように、いくつかの小さな骨で組み立てられ、その構造を筋肉や靭帯で保っています。

脚全体のゆがみは、骨盤が左右どちらか一方にねじれて、腰が後ろに丸く曲がった状態が続くことで起こります。骨盤がねじれている側では、股関節を後ろに伸ばす筋肉（主に歩く時に使う）や、股関節を引き寄せて安定させる筋肉が、働きにくくなってしまいます。

　すると脚の筋肉が硬くなり、股関節、ひざ関節、くるぶしの部分が前に軽く曲がって外に張り出すようになってしまいます。正面から見ると、両ひざの間が広がって両足の間隔が狭くなる〝O脚〟のようになった状態です。

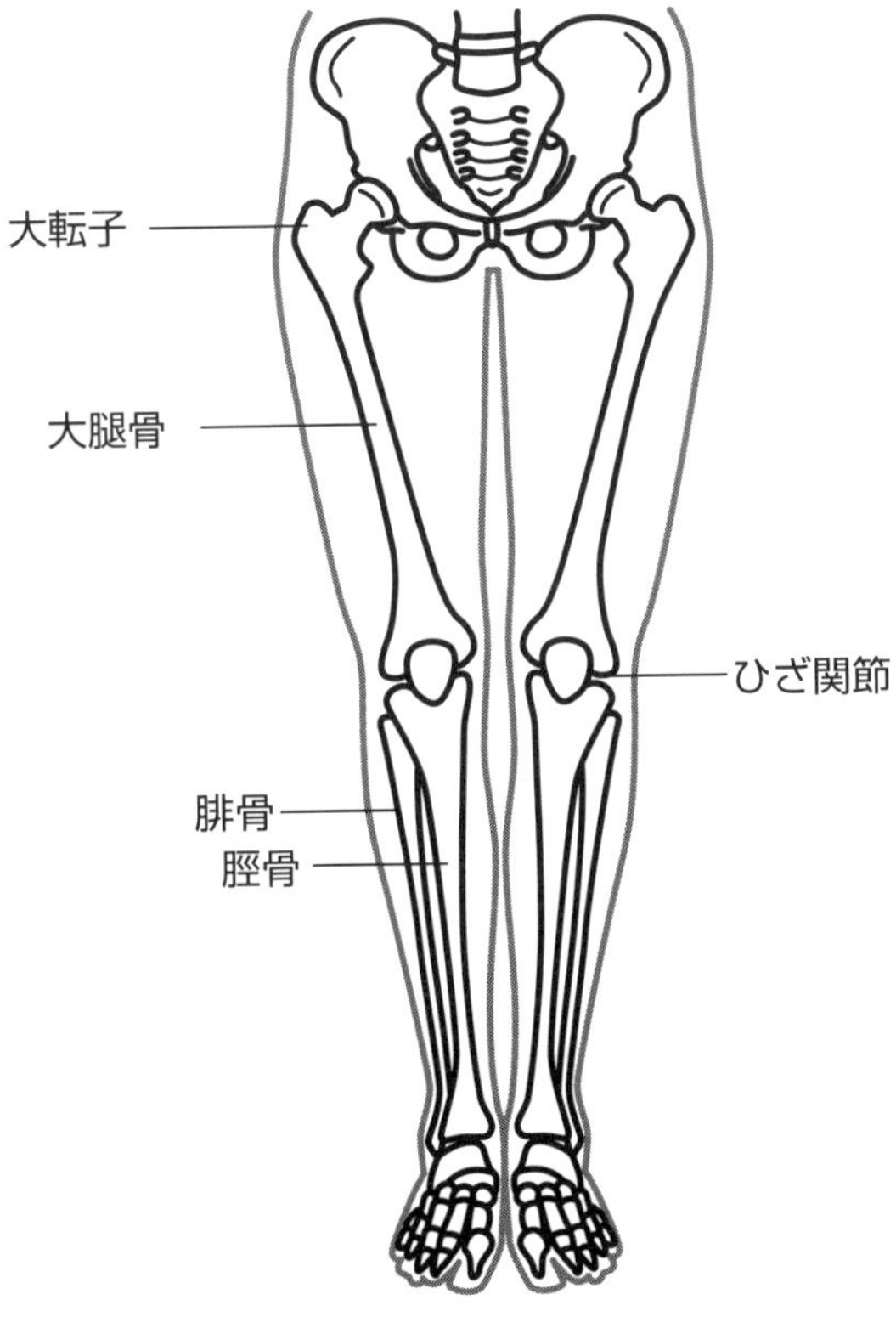

　また足のゆがみでは、アーチ構造を保てなくなることが問題です。現代人は靴を履き、歩くのはいつも真っ平な床や道のため、足の筋肉や靭帯はひ弱になりがちです。するとアーチ構造は、簡単にゆがんでしまいます。

② ① ひざの痛み

骨盤のねじれからくる、ひざの痛みです。ひざが外へ凸に曲がり、O脚の状態になって伸ばしにくくなったり、痛んだりします。

症例：座った後ひざが痛くて伸ばせない

60歳代の男性。デスクワークをしていると左ひざが痛くなり、立ち上がって歩き出す時に、痛くてひざが伸ばせません。左ひざは、O脚のように少し曲がってきています。また、股からひざの内側にかけての筋肉（薄筋《はっきん》）を押すと、とても痛がりました。

ここに挙げた体操を3週間続けると、ひざの痛みは消え、脚の曲がりも解消しました。

原因：骨盤のねじれによるひざ関節のずれ

座る姿勢の偏りなどから、骨盤にねじれを生じることが原因です。骨盤がねじれると、左右どちらかの側が下がって外へ傾きます（29ページ左図）。すると腰もよけいに後ろに曲がります。

その姿で歩くと、骨盤の傾いた側に大きく振れて歩くようになり、ひざから下がねじれてきます。O脚のように、ひざが外へ凸に曲がっているのが特徴です（29ページ右図）。

この状態が長く続くと、股関節やひざ関節がず

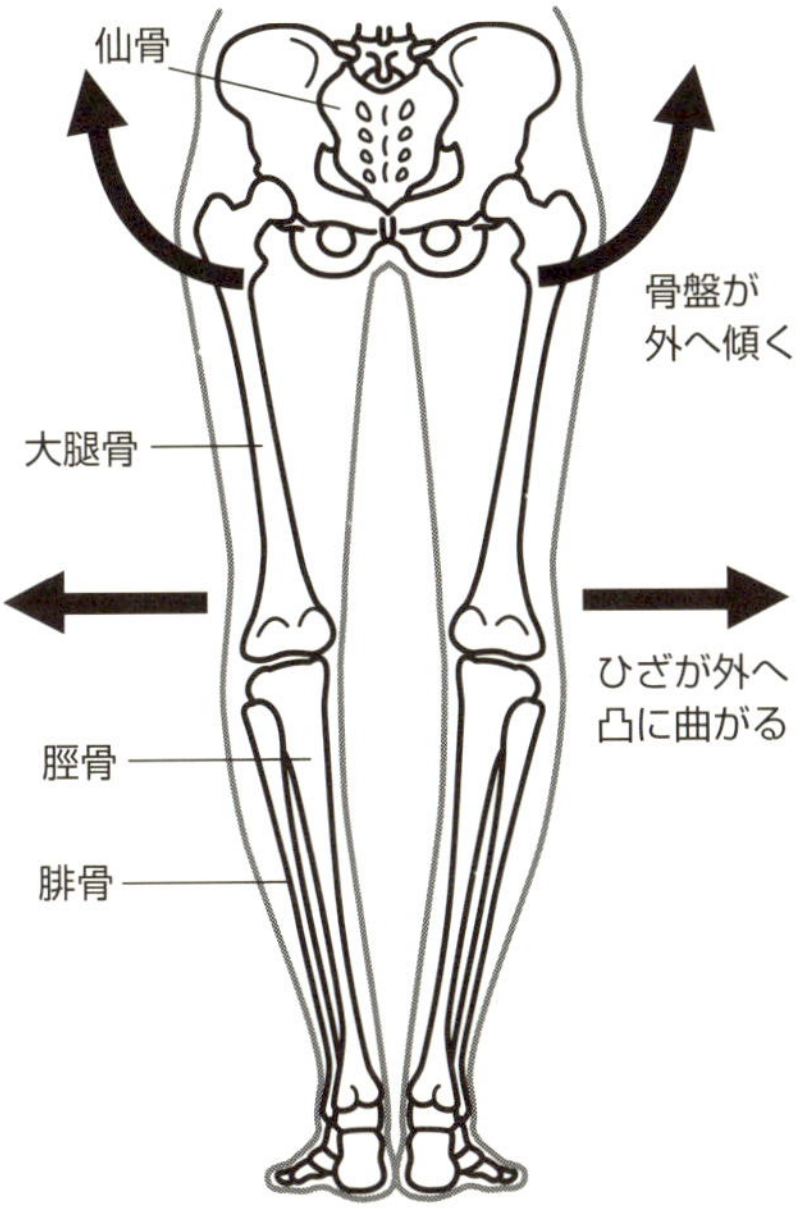
仙骨
骨盤が
外へ傾く
大腿骨
ひざが外へ
凸に曲がる
脛骨
腓骨

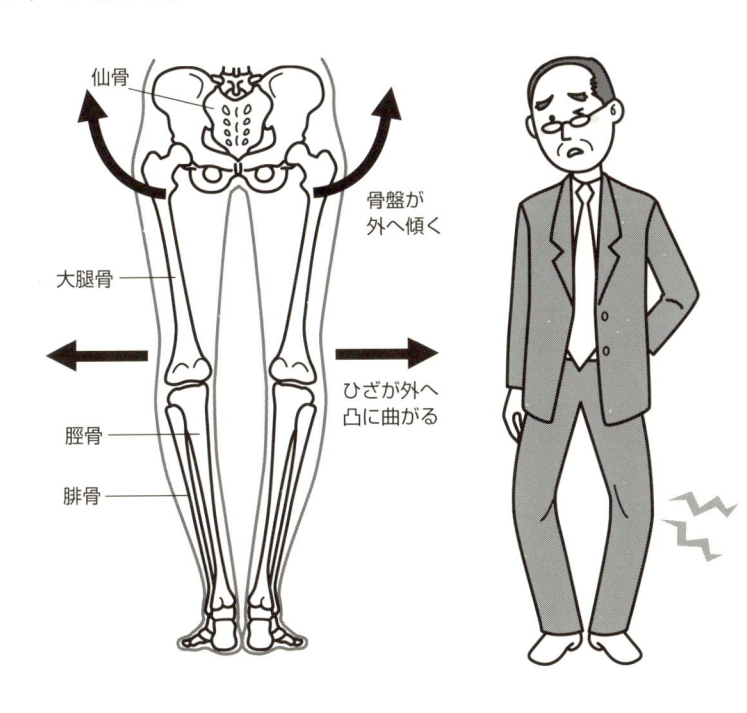

れてしまい、元に戻りにくくなってしまいます。

治療法は？

お尻や腰まわりの筋肉を強化したり、硬くなっている脚の筋肉をストレッチなどでゆるめたりすることで、股関節や骨盤のねじれを調整します。

(1) 痛みの強い時

↓操体法1－②　67ページ

↓ストレッチ&マッサージ2－⑤　94ページ

(2) 痛みが少し治まってから

↓操体法1－⑤　72ページ

↓ストレッチ&マッサージ2－③　89ページ

(3) 再発防止のため

↓ストレッチ&マッサージ2－⑥　96ページ

↓筋トレ3－⑥　117ページ

↓筋トレ3－⑦　119ページ

② 足の痛み

足のアーチ構造が変化し、足全体がゆがむことからくる痛みです。ひどくなると足の指の変形も伴います。

症例：足の痛みが腰やひざに広がった

50歳代女性。以前より時々、左側の腰、股関節、ひざが痛み、半年前から左足の甲と親指の付け根の鈍痛が続いています。さらに1カ月前から、起床時にも左足が痛くなり、歩きづらくなりました。

脚はO脚で、特に足の付け根側がひどい〝内返し〟の状態になっていました。さらに土踏まずのかかと寄りのところを押すと、とても痛がります。半年間根気よく治療を続けたことで、足の痛みはなくなりました。

原因：足の筋肉が弱って〝内返し〟に

現代人は靴を履き、歩くのはいつも真っ平な床や道です。足のアーチ構造を保つ筋肉や靭帯がひ弱になるため、アーチ構造がゆがみやすくなっています。アーチ構造がくずれると、爪先が内側下方を、足の裏が後方を向いた〝内返し〟の状態になってしまいます。これが続くと、足のアーチ構造が変化して痛みが出て、足の指も変形します。

特に、①足の裏の第2、3指の付け根付近、②足の甲で第4、5指の間の溝を、足首の方にたどっ

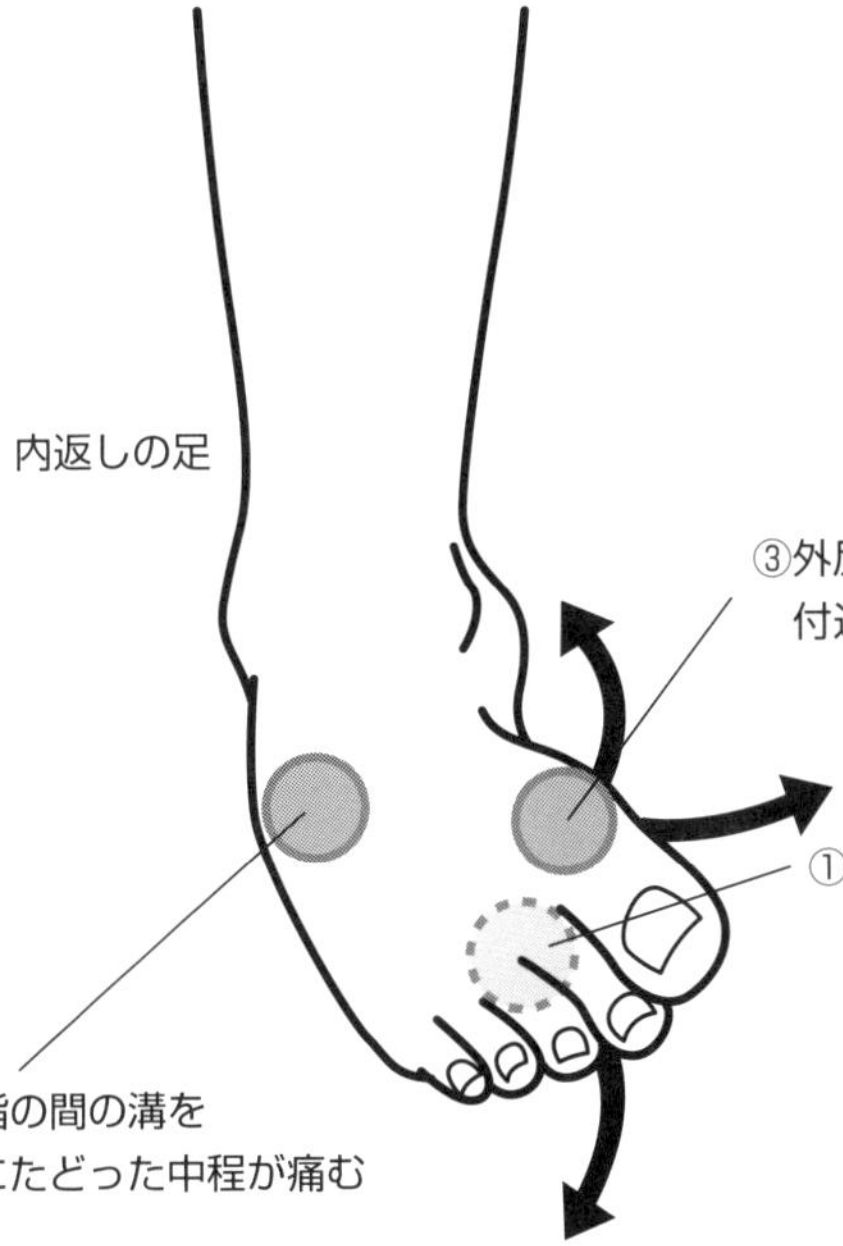
内返しの足
③外反母趾の付け根
付近が痛む
①足の裏の
第2、3指の
付け根付近が痛む
②第4、5指の間の溝を
足首方向にたどった中程が痛む

た中程、③外反母趾の付け根付近の3カ所のいずれかに痛みのある人は、足を構成する骨の間がずれて、足のアーチ構造がゆがんでいると考えられます（上図）。ゆがみを矯正することで、足の痛みがやわらいで歩き方も正常に近付き、ひざや腰にもよい影響を与えます。

治療法は？

足のゆがみを戻すには、内返しの反対の〝外返し〟の形になるように治療します。

（1）痛みの強い時

↓ストレッチ&マッサージ2−⑥　96ページ

（2）痛みが少し治まってから

↓ストレッチ&マッサージ2−③　89ページ
↓ストレッチ&マッサージ2−④　92ページ
↓ストレッチ&マッサージ2−⑤　94ページ

（3）再発防止のため

↓ストレッチ&マッサージ2−②　86ページ
↓筋トレ3−⑥　117ページ

3 胸から腰にかけて（胸腰移行部）の不調

胸腰移行部がゆがむとは？

胸腰移行部とは、胸と腰の間のみぞおち周辺部のことです。背骨でいうと、第7〜12胸椎と、第1、2腰椎までの範囲で（左上図）、ちょうど女性のブラジャーの下あたりのところです。呼吸に関する器官「横隔膜」もあります。

（胸腰移行部の）背骨の構造

特に第11、12胸椎と第1腰椎のあたりは最も回旋しやすく、前や横へも曲がりやすくなっています。ここで上半身と下半身の動きを調節し、重心のバランスをとっています。

横隔膜の構造

みぞおちの上にある肋骨の部分を〝肋骨弓〟といい、ここに横隔膜が付いています。横隔膜は筋肉の束でできたドーム状の組織で、胸部と腹部を仕切っています（左下図）。息を吸うと、横隔膜が収縮することで肺が膨らみ、空気が入るようになっています。

腰や背中が丸く曲がっていると、胸腰移行部が伸ばせなくなってゆがみ、体の重心バラ

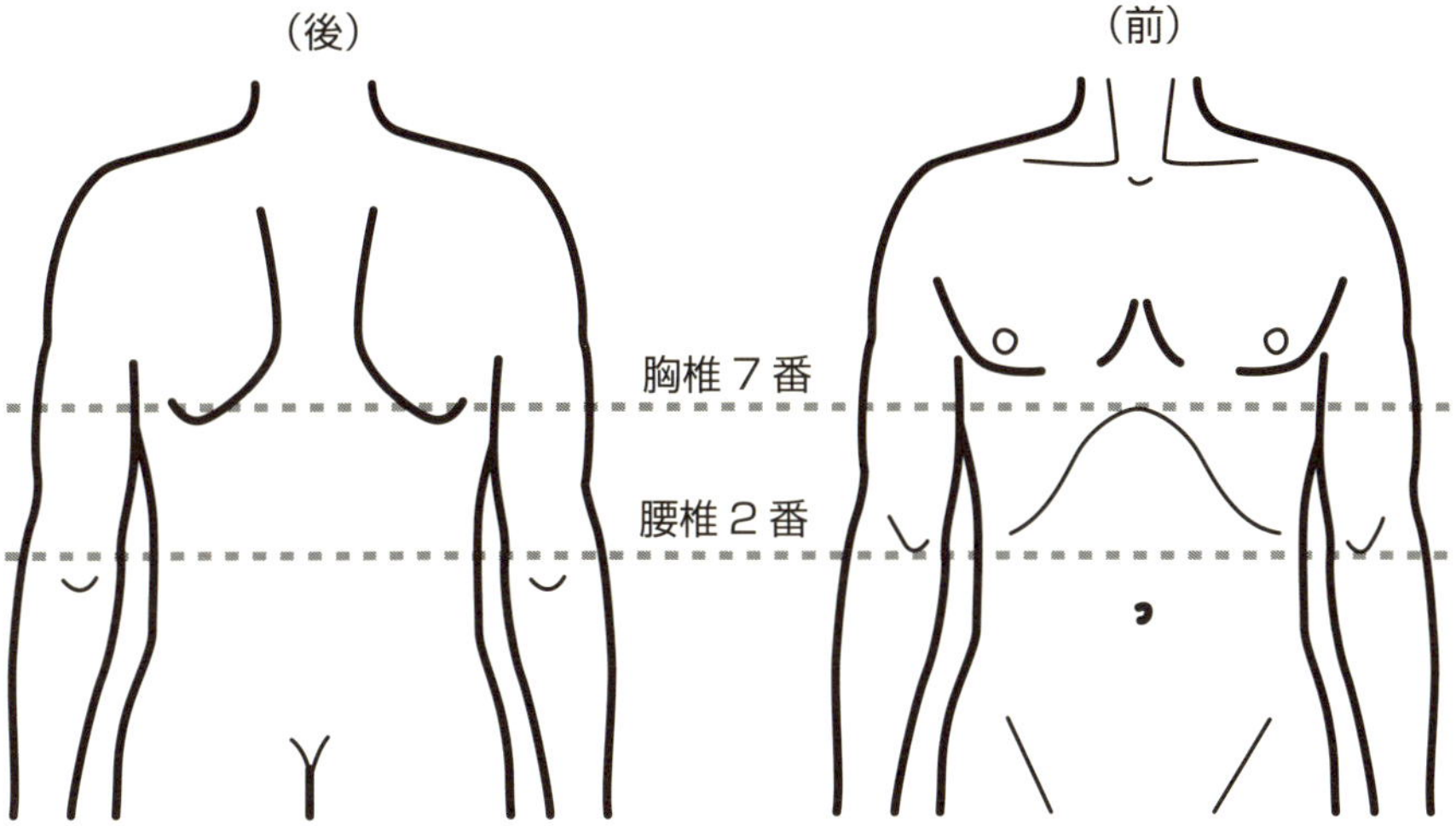
（後）
（前）
胸椎７番
腰椎２番

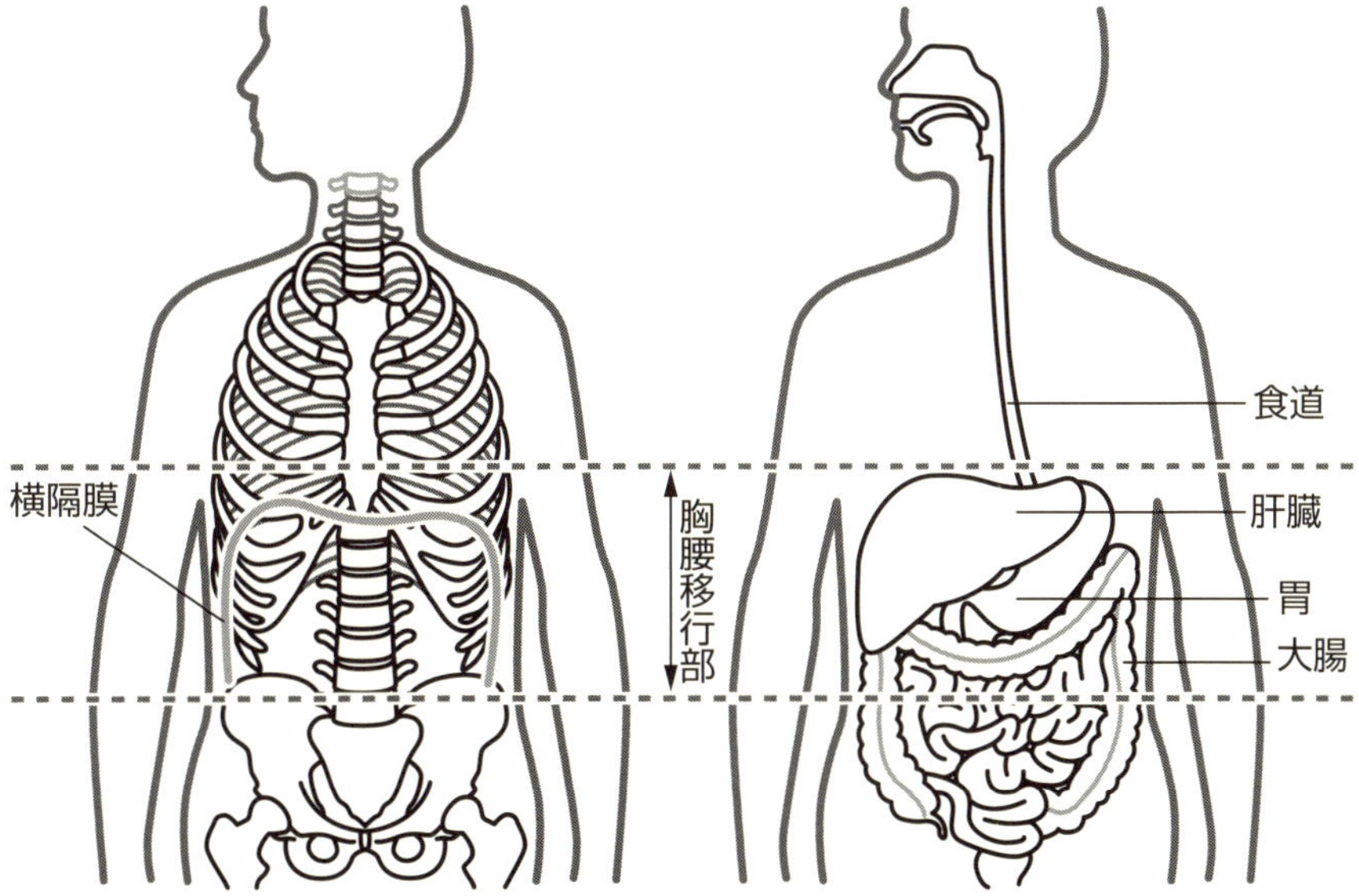
横隔膜
胸腰移行部
食道
肝臓
胃
大腸

胸腰移行部には、呼吸に必要な横隔膜や、肝臓、胃、食道などの消化器系が集まっている

ンスがとりにくくなってしまいます。正しい歩き方をする時にも、この部分の柔軟性は欠かせません。

ゆがみによる症状

胸腰移行部のゆがみがひどくなると、様々な症状が出ます。みぞおちや胸のあたり（胸郭）の痛み、背中の筋肉のこりはもちろん、息苦しさといった呼吸器の症状、胃のもたれなどの消化器の不調といった、内臓にかかわる不調も出ます。これらの不快な症状や倦怠感から、うつ病を起こす場合もあります。

ゆがみの原因となっているのは、姿勢（座った時、デスクワークの時、立ち仕事など）、歩き方だけなく、精神的ストレスも大きく関わっています。特に精神的ストレスがあると、呼吸が浅くなって胸腰移行部がこわばり、その状態が長く続くと呼吸や動作がしにくくなります。ゆがみを戻す場合には、腰のゆがみが原因となっていることも多いので、胸腰移行部のゆがみをとるだけでなく、座り方などの姿勢から見直していく必要があります。

ゆがみを治療する場合には、すぐ目に付く曲がっている部分だけをまっすぐに戻そうとしても、うまくいきません。背骨に傾きやねじれがあるため、無理に戻そうとすると背骨を傷めてしまいます。腰のゆがみから、傾きやねじれを戻してあげる必要があります。

ここでは、

3-① 息苦しい、ため息が出る

3-② 胃の痛み、胃もたれ、胸やけ

に分けて考え、それぞれの症状に効果がある方法について紹介していきます。

3

①息苦しい、ため息が出る

胸腰移行部がゆがむと、大きく息が吸えなくなります。呼吸器に慢性の病気（気管支喘息、気管支拡張症、慢性閉塞性肺疾患など）を持つ人の中に、多く見られます。

症例：働き過ぎるとだるくて食欲不振に

70歳代、女性。やせて猫背気味。風邪をひいたり、家事などで働き過ぎると、腰から背中、肩までのこり、息苦しさ、体のだるさが出ます。ひどくなると喘息の発作も起こります。同時に、みぞおちの重苦しさ、食後のお腹の張りがひどくなり、食欲がなくなります。

胸腰移行部の筋肉の緊張をゆるめるように指導し、緊張がゆるむと、症状が改善しました。

原因：みぞおち周辺のゆがみと緊張

体をねじったり、背中を丸くしたりして座っていると、肋骨の背中側が伸び、胸側が縮みます。これにより胸腰移行部がゆがんで横隔膜や肋骨の動きが制限されてしまい、大きな息を吸いにくくなります（37ページ図）。

仕事などのストレスがある場合は特に、この場所に力が入るので、横隔膜や肋骨が動きにくくなります。

治療法は？

（1）症状の強い時
↓操体法1－⑦　76ページ
↓操体法1－⑧　78ページ
↓ストレッチ＆マッサージ2－⑦　98ページ

（2）症状が少し治まってから
↓筋トレ3－④　114ページ

（3）再発防止、呼吸器の病気を進行させないために
↓筋トレ3－②　110ページ

3

②胃の痛み、胃もたれ、胸やけ

胸腰移行部のゆがんだ状態が長く続くと、消化器系の働きが悪くなり、腹痛、もたれ感、吐き気、膨満感、胸やけなどの症状を起こします。

症例： 長時間同じ姿勢をとると胃が重い

70歳前の元気な女性。趣味のパチンコで、長時間同じ姿勢をとるせいで、胸腰移行部がねじれて、戻らなくなることが時々あります。この時は、背中の痛み、体のだるさとともに、胃の痛みや胃もたれ感、胃の重苦しさなどを訴えます。

ここにあげた体操を自宅でさせながら鍼治療を

すると、早く治ります。

原因：横隔膜や自律神経の働きがにぶい

胸腰移行部がゆがむと、横隔膜が動きにくくなり、その周辺の自律神経系も動きにくくなって、消化器系の働きが悪くなります（上図）。

横隔膜は、呼吸によって横隔膜に接している肝臓、胃、食道などの消化器系を動かします。また横隔膜付近にある自律神経もまた、これらの消化器系の動きを調節しているからです。

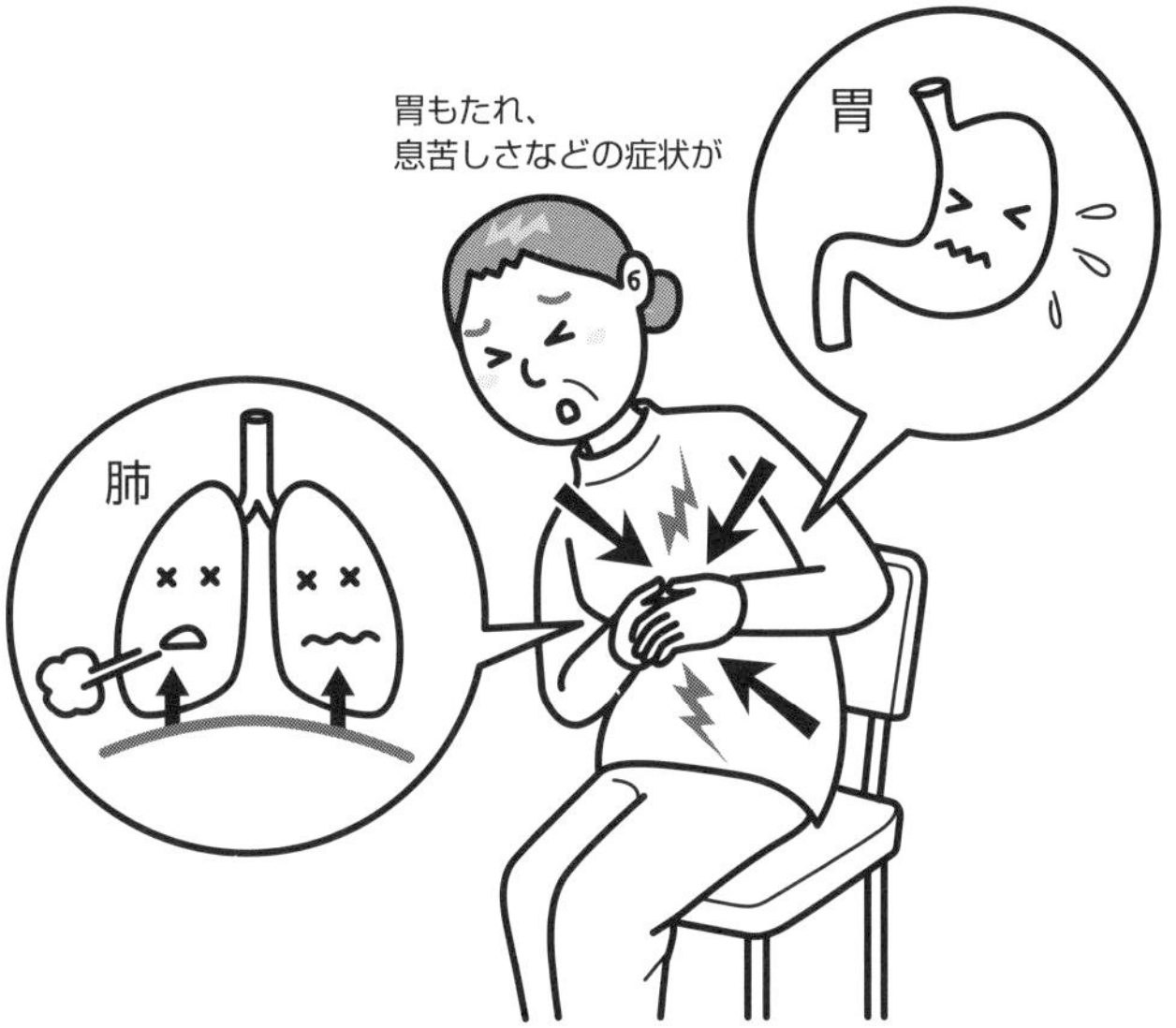
胃もたれ、
息苦しさなどの症状が
胃
肺

治療法は？

腰のゆがみと胸腰移行部のゆがみを、一緒に治していきます。

（1）痛みの強い時

↓操体法1－③　69ページ
↓操体法1－④　70ページ
↓ストレッチ＆マッサージ2－⑦　98ページ

（2）症状が少し治まってから

↓操体法1－⑧　78ページ

（3）再発防止のため

↓筋トレ3－②　110ページ
↓筋トレ3－④　114ページ

4 肩から胸にかけての不調

肩から胸のあたりがゆがむとは？

胸や肩、背中あたりの〝胸郭上部〟と呼ばれる部分で、背筋を伸ばして壁に立った時、一番壁に沿う（ぴったりくっつく）場所から上を指します（左図）。背骨の第7、8胸椎から上、いわゆる〝胸〟の部分にあたり、肩関節や肩甲骨があります。

肩関節の構造

肩関節は肩甲骨の浅い受け皿に、上腕骨の丸い骨頭が向かい合っている、かなり不安定な構造です。腕の動き（上腕骨の動き）によっては、肩関節をゆがめるだけでなく、肩甲骨の位置のゆがみにもつながります。

肩甲骨の構造

肩甲骨は鎖骨と肩鎖関節のところでつながっているだけなので、胸郭の上（背中あたり）をかなり自由に動くことができます。その代わり、胸郭のゆがみや、肩や背中あたりの筋肉の緊張バランスの影響を受けやすい構造になっています。

上腕骨、肩甲骨、鎖骨はそれぞれ関節でつながっていて（肩関節、肩鎖関節）、腕や肩の動きに合わせてセットで動きます。そして鎖骨は、胸郭上部にある胸骨（胸の前の部分の骨）と、胸鎖関節でつながっています。

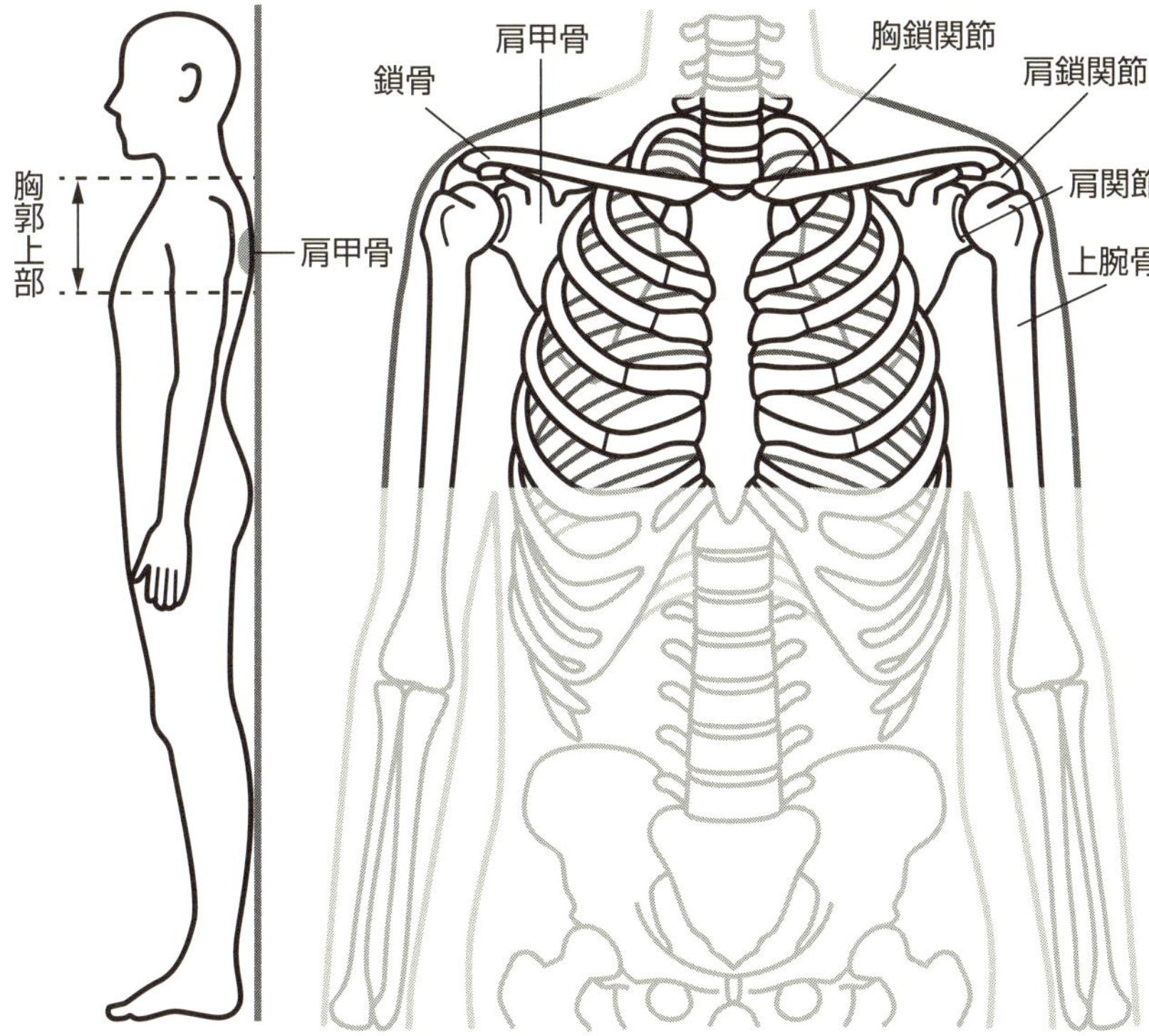

胸郭上部がゆがむと、鎖骨の位置がずれるだけでなく、肩甲骨の位置もずれて動きが変わり、それが腕や肩の動きに大きく影響します。

胸郭上部のゆがみには、腰が大きく関わっています。腰と背中が曲がった姿勢のまま、腰が左右どちらかに傾くと、胸郭上部も同じ側に傾きます（40ページ図①）。

すると傾いた側の肩甲骨の位置が外側にずれて、肩先が前へ出ます。反対側の肩甲骨もバランスを保とうとして、肩を前にすくめたような状態になってしまいます（40ページ図②）。

この状態が長く続くと、背中の筋肉が背骨を外側にひっぱる

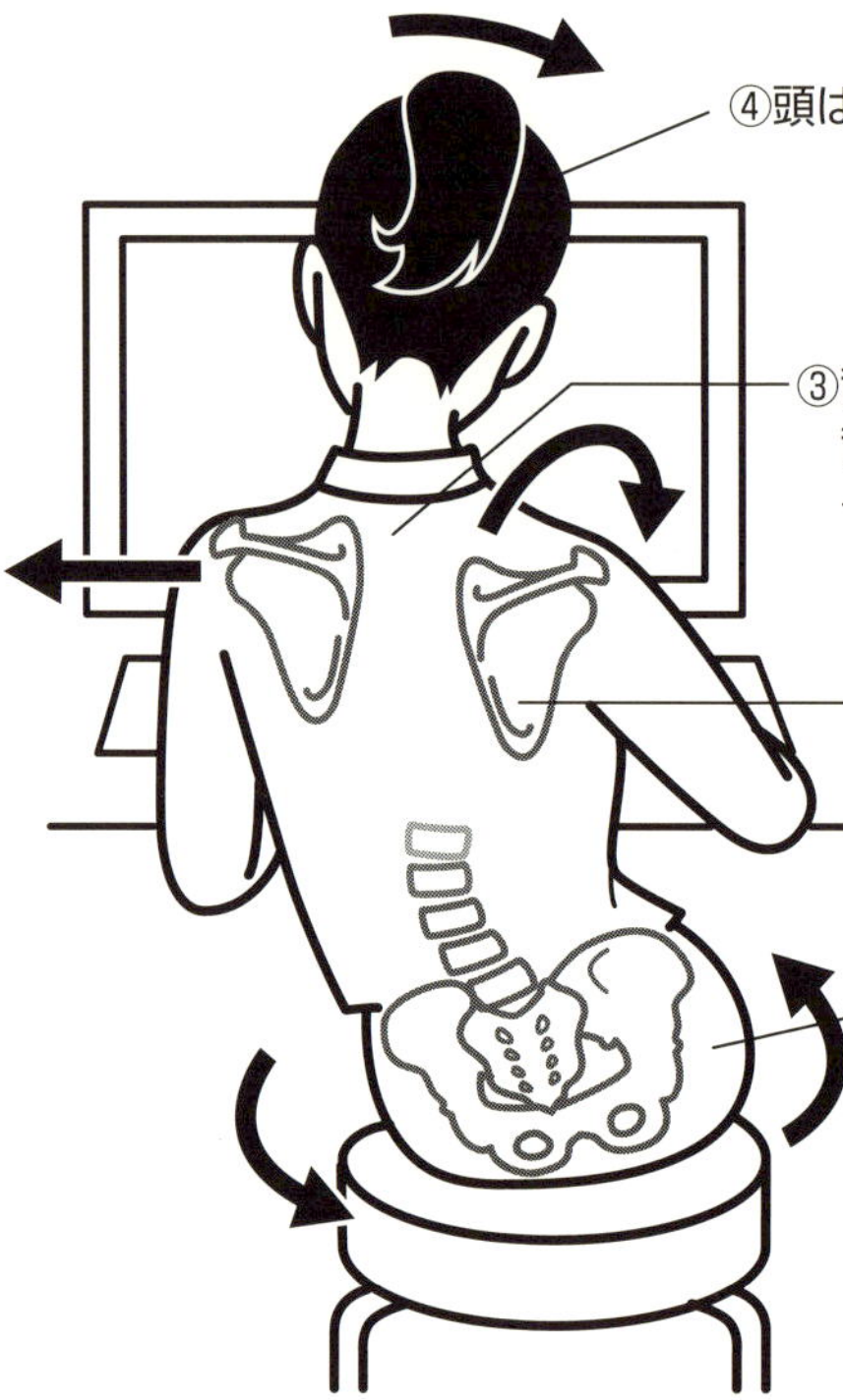
④頭は右側へ傾く
③背中の筋肉がひっぱられ
背骨がゆがむ
→肩こりや背中の痛みが出る
②肩甲骨の位置がずれる
①腰が左側に傾く

状態で固まってしまい、背骨のゆがみが固定化します（40ページ図③）。

また、バランスを保とうとして頭の位置も傾きます（40ページ図④）。

つまり胸郭上部のゆがみは、肩や腕だけでなく、首や頭の動きにも影響するのです。

ここでは、

4-① 肩こり
4-② 背中のこりや痛み
4-③ 五十肩

に分けて考え、それぞれの症状に効果がある方法について紹介していきます。

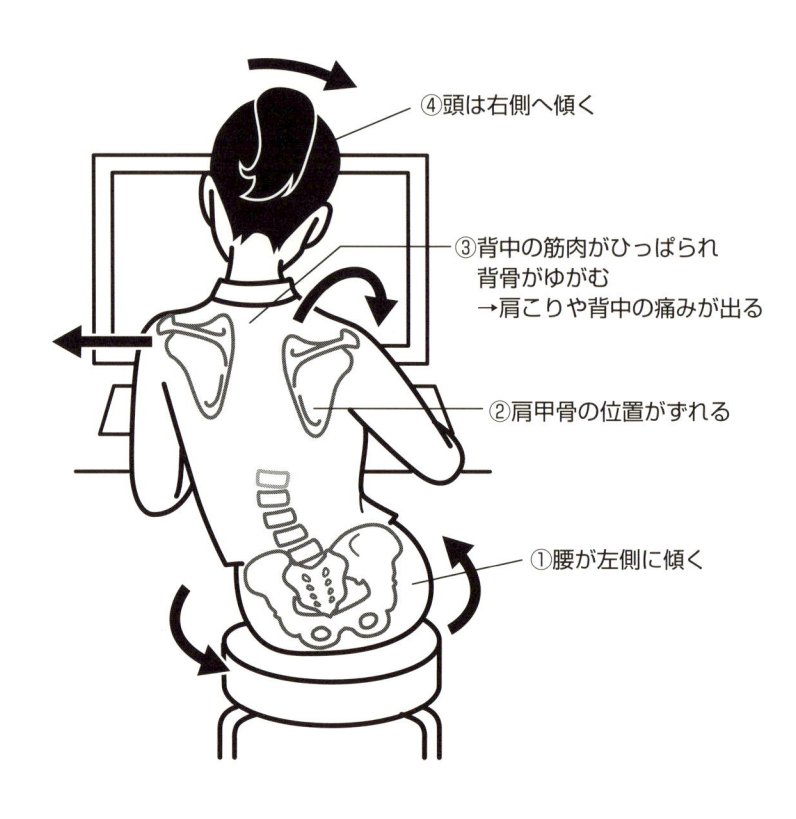

4

①肩こり

肩の周辺には、腕や肩甲骨を動かしたり、背中を伸ばしたり、首を曲げたりする筋肉が、たくさんあります。これらの筋肉が緊張し、うっ血やむくみにつながるのが、肩こりです。

症例：パソコンに向かう仕事でひどい肩こり

40歳代、女性。事務職で、20年来のひどい肩こりに悩まされています。肩こりがひどくなると、腕にピリッとした痛みが走り、背中も痛くなります。時々腰痛もあります。

座った姿勢を見ると、骨盤の左端が下がり、背中の左側が後ろへ曲がっていました。両側の肩甲骨の間は広がり両肩先は丸まって前に出ています。

肩まわりのゆがみを矯正する体操を毎日続けて上半身のゆがみを補正し、続けて下半身のゆがみも補正しました。ひどい肩こりや腕の痛みが起きる頻度は少なくなりました。

原因：腰のゆがみからくる肩の筋肉の緊張

腰のゆがみと肩こりには、強い関連性があります。左右どちらかに腰が傾くと、上半身をまっすぐに戻そうとする力が働きます。すると腰のゆがみに対してバランスを保とうと、胸腰移行部や、左右の肩甲骨の間、胸と首の境目などに、逆のゆがみが生じます。これが筋肉の慢性的な緊張を生み、肩がこります（40ページ図③）。

治療法は？

腰のゆがみと胸腰移行部のゆがみを、一緒に治していきます。

（1）肩こりのひどい時

→操体法1−②　67ページ

→操体法1−⑦　76ページ

→ストレッチ&マッサージ2−①　85ページ

（2）肩こりが少し治まってから

→操体法1−③　69ページ

→操体法1−⑧　78ページ

（3）慢性肩こりの解消のため

→筋トレ3−②　110ページ

4 ② 背中のこりや痛み

肩甲骨のあたりや、肩甲骨と背骨の間の痛みです。背中を丸めてデスクワークをする人に、この痛みを訴える人が多くいます。

症例：パソコンに向かう仕事で背中がこる

60歳代、男性。正面を向いて作業をし、次に右を向いてパソコンに入力する動作を、30年来繰り返しています。5年前から背中の強い痛みと、背中からわき腹にかけての鈍痛があらわれ、1日中続くようになりました。精密検査を受けても、内臓の異常は見られませんでした。

座っている姿勢を見ると、背中を丸く曲げ、胸腰移行部から上を右へひねり、体を右に傾けています。背中の筋肉は盛り上がって硬く、押すと痛がります。

ここにあげた体操をさせて背中を伸ばし、上体の右へのねじりと傾きを戻していきました。姿勢が整うにつれ、症状は軽くなりました。

原因：背中を丸めた姿勢で肩の筋肉が緊張

痛むのは、肩甲骨を背骨側に引き寄せる筋肉（菱形筋《りょうけいきん》）と、肩関節を外側へ回す筋肉（棘下筋《きょくかきん》）です。背中を丸くしてデスクワークをしていると、どちらの筋肉も常に前にひっぱられた状態になり、痛くなります（40ページ図③）。

またこの場合、上半身と下半身がねじれるのも特徴です。たいていの人は腰と重心が左側に傾き、頭や胸部はその傾きに対してバランスを保とうと、右側に体をひねるからです。

治療法は？

肩甲骨の位置を元に戻す運動とあわせて、姿勢を良くする運動を取り入れます。根気よく繰り返すことが大切です。

（1）症状の強い時

→操体法1－⑧　78ページ
→ストレッチ＆マッサージ2－①　85ページ

（2）症状が少し治まってから

→操体法1－④　70ページ
→筋トレ3－③　112ページ
→筋トレ3－④　114ページ

（3）再発防止のため

→筋トレ3－②　110ページ
→筋トレ3－⑤　115ページ

4 ③ 五十肩

五十肩は、いわゆる肩こりとは違って、片方の肩に出ることが多い症状です。この症状を訴える人の多くは、背中を丸めて肩先が前に出た姿勢をしています。

症例：五十肩に加えてひざと腰の痛み

70歳代、女性。左肩の痛みが初診時の5年前から始まり、1カ月前から夜中にうずくようになりました。左腕は数カ月前から上がりにくく、初診時には90度までしか上がりませんでした。加えて、ひざと腰の痛みもありました。

いすに座った姿勢を見ると、骨盤の左端が右端より少し下がっていました。左側への偏りとしてはほかに、肩（肩先が前に出ている）、肩甲骨（背骨、腕との距離が離れている）、腕（内旋している）などが見られました。

ここにあげた体操をさせ、半年で五十肩が軽減しました。

原因：肩甲骨の位置のずれ

背中を丸めた姿勢でいることで、肩甲骨の位置がずれ、腕が内旋気味になることで起こります。この状態で腕を肩より上げようとすると、痛みが出ます。腕の回転軸がずれ、肩甲骨の靭帯に、上腕骨の盛り上がった部分が当たってしまうためです。

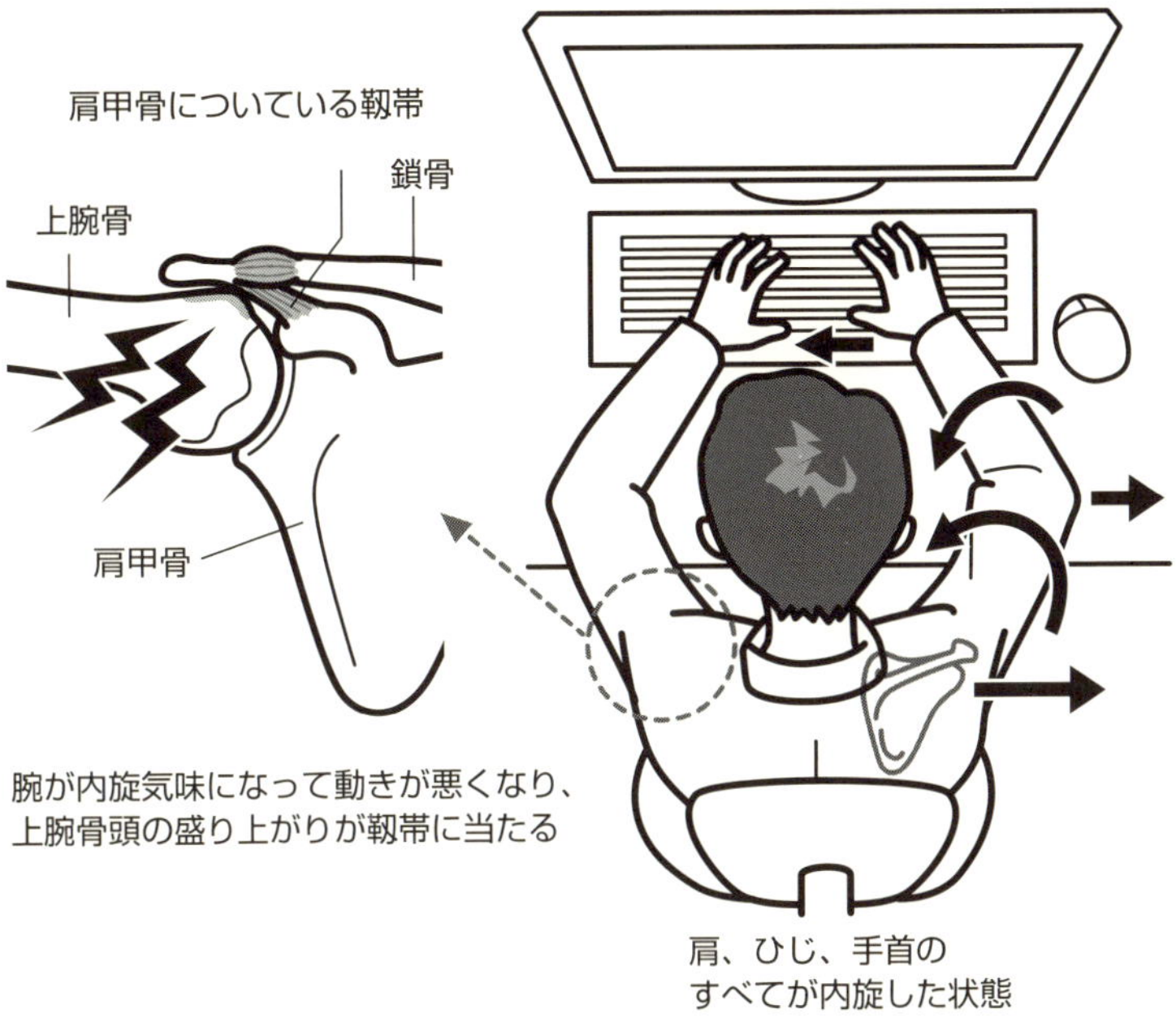
肩甲骨についている靭帯
鎖骨
上腕骨
肩甲骨
腕が内旋気味になって動きが悪くなり、
上腕骨頭の盛り上がりが靭帯に当たる
肩、ひじ、手首の
すべてが内旋した状態

肩まわりの筋肉が弱って〝なで肩〟になっている人も、肩甲骨が下がりがちになるため、症状が出やすくなります（上図）。

治療法は？

肩甲骨の位置を元に戻す運動と、腕が内旋気味になっているのを治す運動を取り入れます。

（1）痛みの強い時

↓操体法1−⑦　76ページ
↓操体法1−⑨　80ページ
↓ストレッチ＆マッサージ2−⑧　100ページ

（2）痛みが少し治まってきたら

↓操体法1−⑧　78ページ

（3）再発防止のため

↓ストレッチ＆マッサージ2−②　86ページ
↓筋トレ3−③　112ページ

5 腕・手の不調

腕や手がゆがむとは？

腕には、肩関節からひじ関節までの間の「上腕」と、ひじ関節から手首までの「前腕」があります。前腕にある2本の骨の動きは、手首の動きと密接に関係しています。

前腕の構造

前腕の部分には、親指側の「橈骨《とうこつ》」、小指側の「尺骨《しゃっこつ》」の2本の骨があり、この間には骨間靭帯が張っています。よく〝手首を回す〟といいますが、前腕の2本の骨をねじる（交叉させる）ことで、ひじから先を回転させて手首を回します（左図）。

手首の構造

手のひらには8つの「手根骨《しゅこんこつ》」があります（左下図）。その手根骨と前腕の2本の骨がつながっているあたりを「手首（手関節《しゅかんせつ》）」と呼びます。

腕のゆがみを引き起こす姿勢としてよく見られるのは、45ページの図のようにパソコンのキーボードを叩いている時の状態です。肩先が前に出て、わきを開き、ひじを曲げた状態で、手のひらを上向きから下向きにする（親指側に手首を回す）動きをしています。これは、肩、ひじ、手首のすべてが内旋した状態で、この時、前腕にある橈骨と尺骨はねじれ

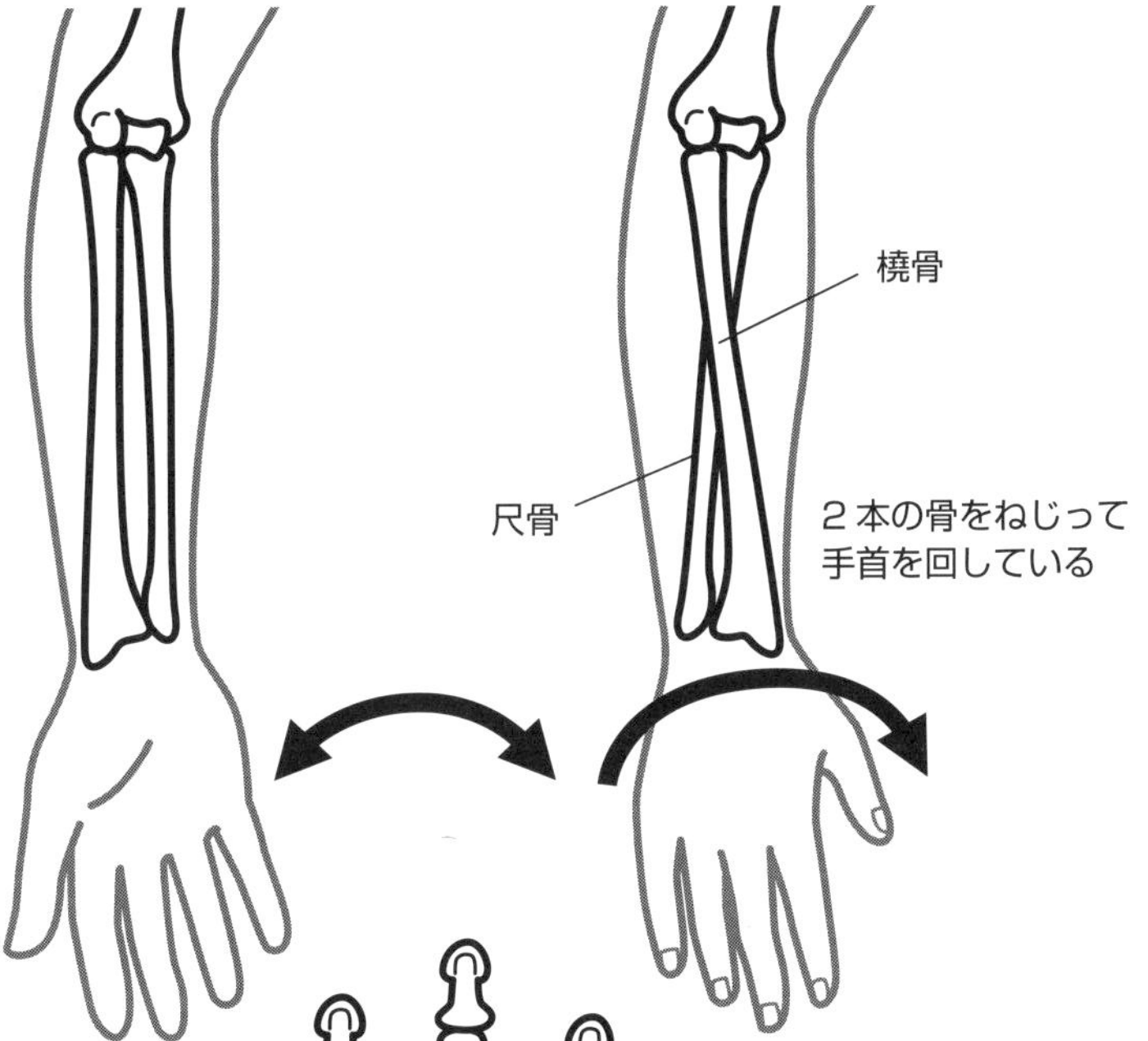
橈骨
尺骨
2本の骨をねじって
手首を回している

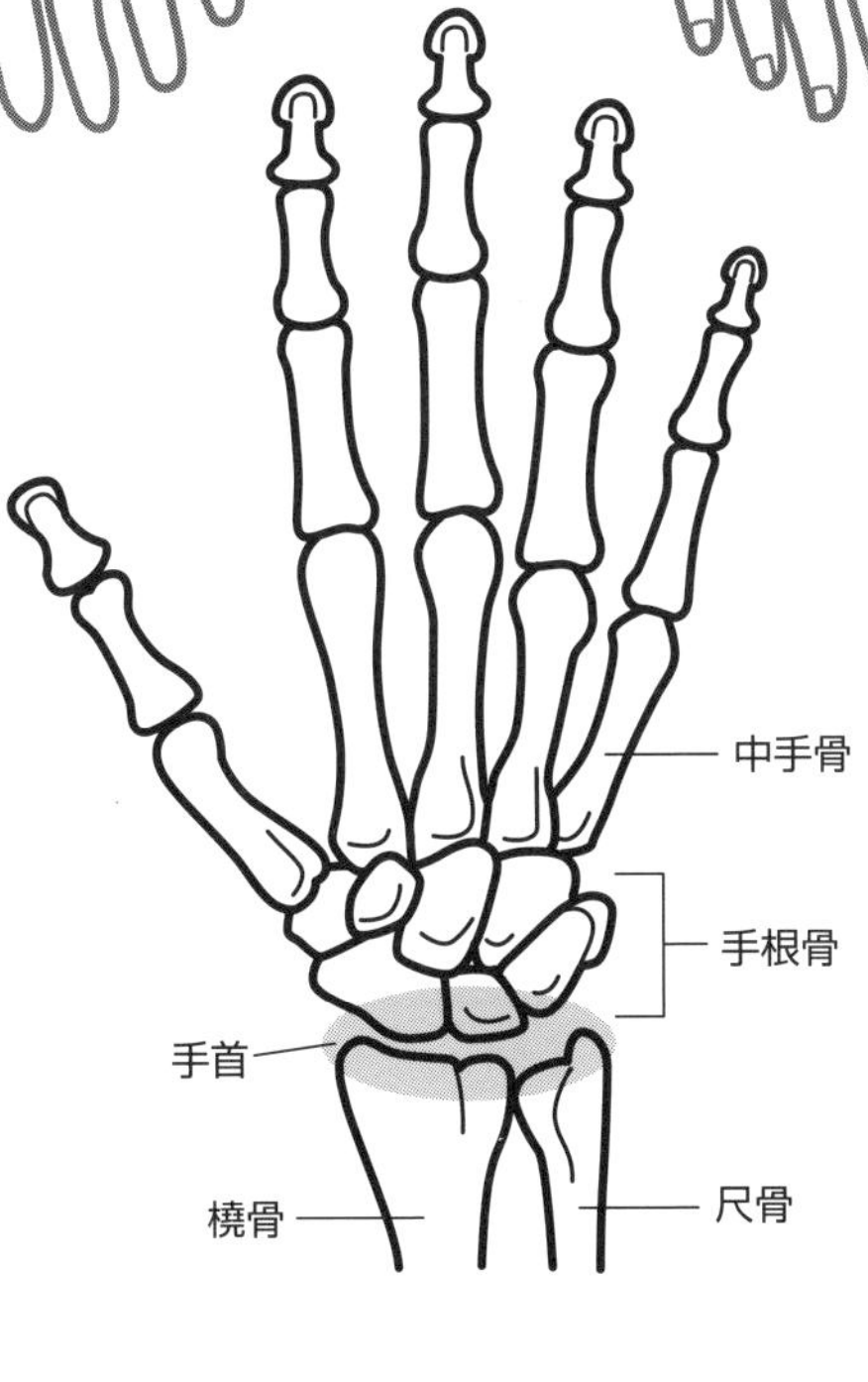
中手骨
手根骨
手首
橈骨
尺骨

て（交叉して）います。

この状態が長く続くと、骨間靱帯がゆるんだり、手根骨の間が狭くなったりして橈骨と尺骨の位置がずれ、手首やひじにゆがみが蓄積されていくのです。

5 ① ひじの痛み

パソコンやスマートフォンなど手首を酷使する動作でも起きやすく、誰もがなる可能性のある症状といえます。「テニスひじ」、「ゴルフひじ」とも呼ばれます。

症例：ゴルフの後ひじが痛む（ゴルフひじ）

70歳代、男性。ゴルフをした後から、右ひじの内側が痛くなりました（ゴルフひじ）。右肩と右肩甲骨の中央を押すと痛みがあります。いすに座った姿勢を見ると、左腰が後ろに丸く曲がり、骨盤の左端が下がっています。胸腰移行部を境に上半身と下半身がねじれ、右側の肩先は左側に比べて前へ出て、右腕は内側へ回旋していました。

体操を続けて、1カ月でひじの痛みがとれました。

原因：前腕にある骨の位置のずれ

手のひらを上に向けてひじを伸ばした時に、ひじの外側と内側に出っ張っている骨（上腕骨外側上顆、上腕骨内側上顆）についている筋肉が炎症を起こし、痛みが出ます。

先に述べたように、パソコンのキーボードを叩いている時などは、肩、ひじ、手首のすべてが内旋した状態です。すると前腕の2本の骨の間にある骨間靭帯がゆるんで、骨の位置がずれ、ひじの骨と筋肉がつながっている部分が疲労しやすくな

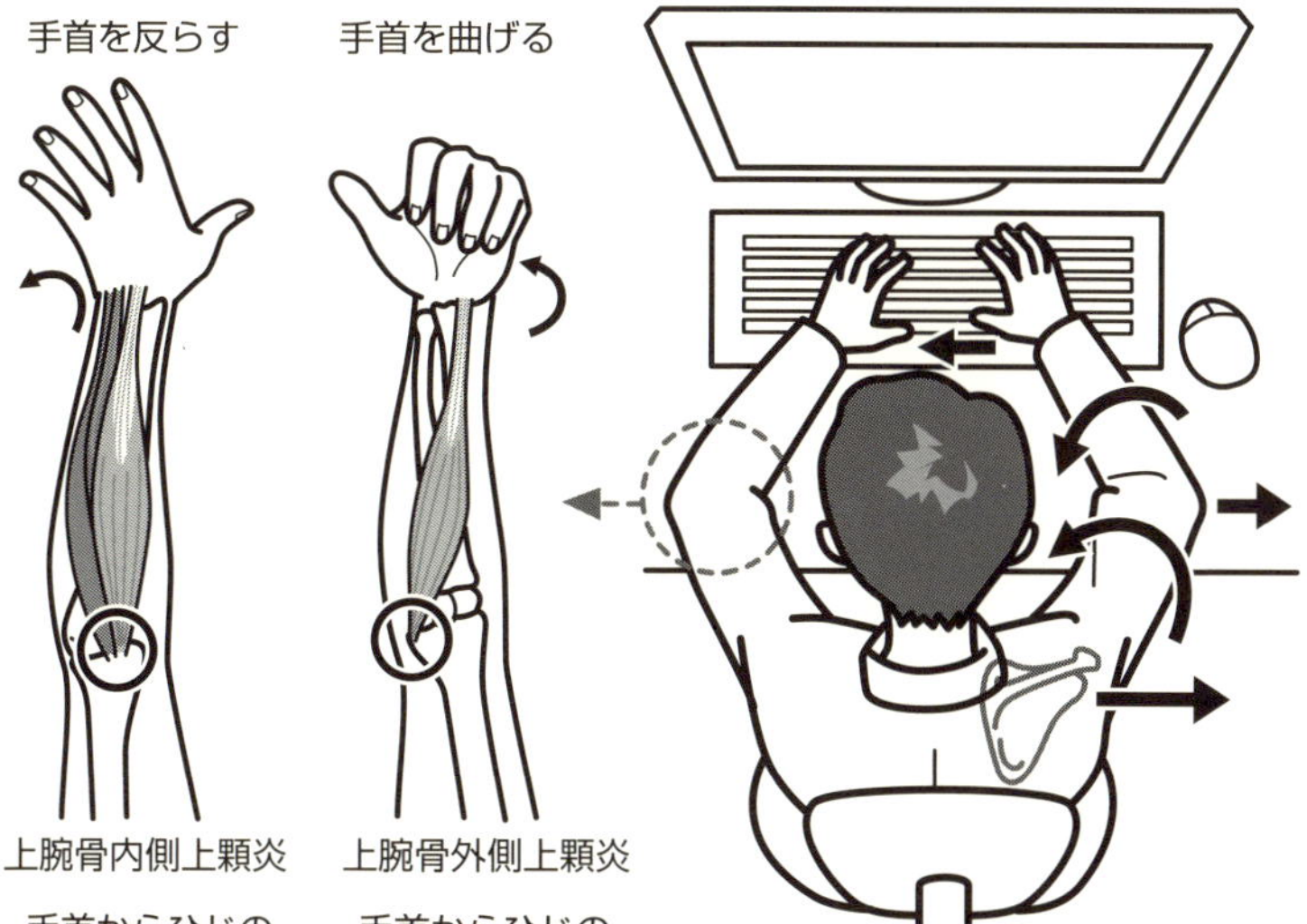
手首を反らす
手首を曲げる

上腕骨内側上顆炎

手首からひじの
内側につながる
筋肉が炎症

上腕骨外側上顆炎

手首からひじの
外側につながる
筋肉が炎症

肩、ひじ、手首のすべてを内旋させ、
手首を反らしたり曲げる動作で、
ひじの筋肉に負担をかけている

ります。

この状態で、手首を曲げたり反らしたりする（テニスのフォアハンド・バックハンドの）動作を繰り返すと、ひじの筋肉に負担がかかり、炎症を起こします（上図）。

治療法は？

ひじや手首のねじれをとるだけでなく、肩甲骨の位置を戻す体操も行ない、肩、ひじ、手首が内旋している状態を元に戻します。

（1）痛みの強い時
→操体法1－⑨　80ページ

（2）症状が少し治まってから
→ストレッチ＆マッサージ2－⑧　100ページ
→筋トレ3－⑤　115ページ

（3）再発防止のため
→筋トレ3－②　110ページ

5

② 手のしびれ

「手根管症候群」という病名がつくこともあります。手を使った後や夜中に、親指、人さし指、中指の痛み、しびれ感、鈍痛が出ます。

症例： ものを握り続けると手がしびれる

60歳代、女性。右手の第1指から第4指までのしびれ感と、右腕、右肩の痛みがあります。歯みがきをすると右手のしびれ感や、指のはれぼったさが出て、右腕がだるくなります。神経伝導検査（末梢神経の病気が疑われる時に行なう検査）を受け、「手根管症候群」との診断がおり、手術をすすめられました。

「2-⑨　手のひらの骨のゆがみを治す（102ページ）」体操を中心に1カ月程続けて、指のしびれ感が軽くなりました。

原因： 手のひらの骨（手根骨）のずれ

手のひらの根元には、8つの手根骨があります。その手根骨と靱帯で囲まれた〝トンネル〟の中を、手の指を曲げる筋肉や神経が走っています。

指と手首をねじった状態で、パソコンや編み物などの作業を長時間続けると、トンネルの部分がつぶれて狭くなってしまいます。すると指につながる神経が圧迫されて、指や手のひらのしびれが起きると考えられます（左図）。

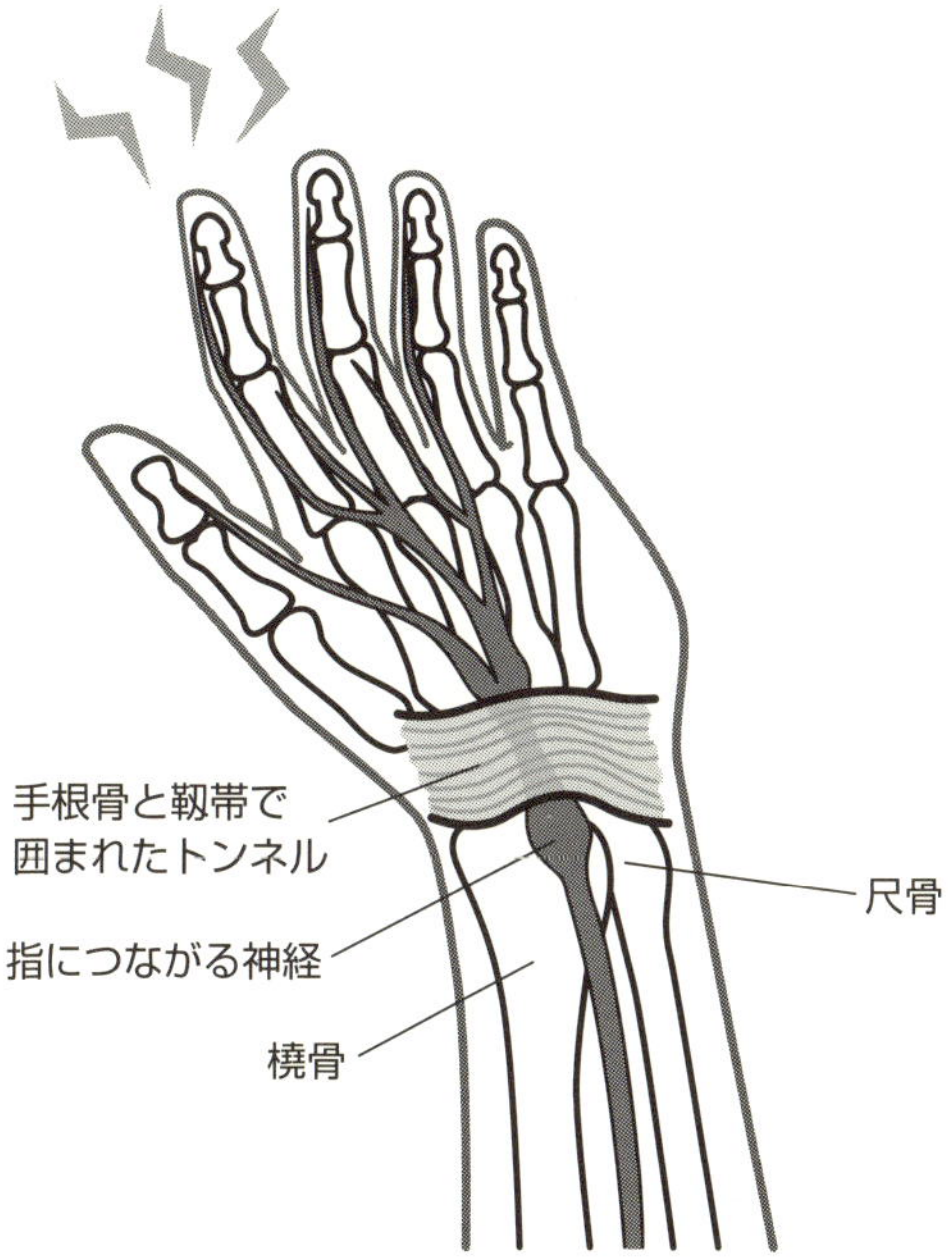

しびれがさらにひどくなると、ＯＫサインや握りこぶしがつくりにくくなったり、親指と人差し指でものをうまくつかめなくなったりするなどの症状が出ます。

治療法は？

（1）しびれがひどい時

→ストレッチ＆マッサージ２－⑧　100ページ

→ストレッチ＆マッサージ２－⑨　102ページ

（2）症状が少し治まってから

→操体法１－⑦　76ページ

（3）再発予防のため

→操体法１－⑧　78ページ

→操体法１－⑨　80ページ

6 頭・首の不調

首から上のゆがみとは？

人の頭は約5 kgで、スイカ1個分くらいの重さがあります。腰が左に傾いたら頭を右に、腰が後ろに落ちたら頭を前へ傾けるといった具合に、体の動きに合わせて、頭の位置で全身の重心バランスをとっています。

頭を支える筋肉や、のどのライン、えらのラインの筋肉がスムースに動かなくなることなどで、頭や首に様々な不調があらわれます。

首の構造

首には「頸椎《けいつい》」と呼ばれる7つの骨があります。下を向く、上を向く、首を回す、傾けるといった頭を前後左右に動かす動作を、頸椎で行なっています（左図）。

えらのラインの構造

耳の穴～下顎の縁～咽頭の軟骨までのラインを「えらのライン」と呼びます。このラインには、飲み込むのに関わる舌骨《ぜっこつ》や、耳の中で音を伝えている小さな骨（耳小骨《じしょうこつ》）など、多くの小さな軟骨や骨があります。魚のえらと、発生の起源が同じとされています。

首から上のゆがみは、腰や股関節のゆがみと大きく関係しています。ですから、治療にあたっては、首まわりのゆがみを解消するだけでなく、腰や股関節、脚といった下半身の治療をあわせて行なうことが、とても大切になります（下図）。

　このように、頭や首がゆがむことで起きる症状は様々です。ここでは、

6-① 首のこりと痛み

6-② 頭痛、頭重感

6-③ めまい、動揺感

6-④ 耳鳴り

6-⑤ のどのイガイガ感、咳込み

の5つの不調に分けて説明していきます。

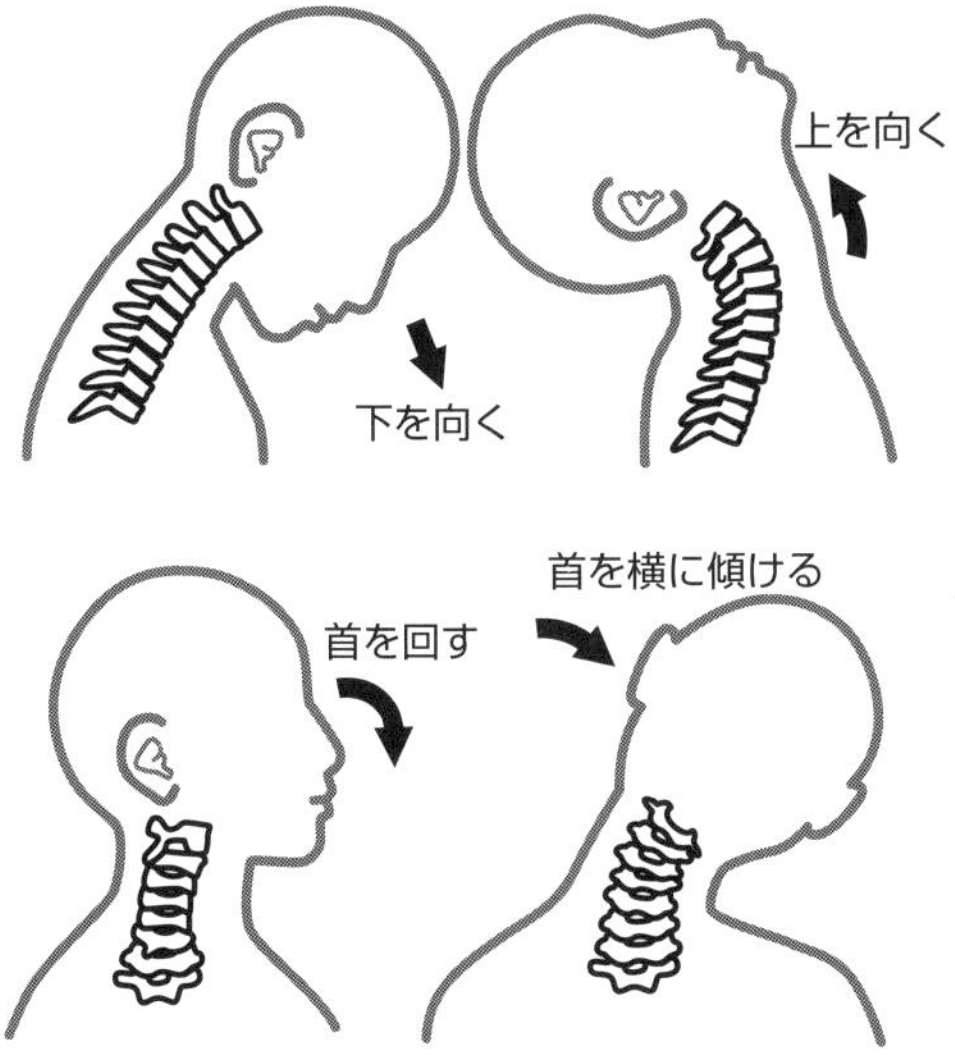

首（頸椎）の動き

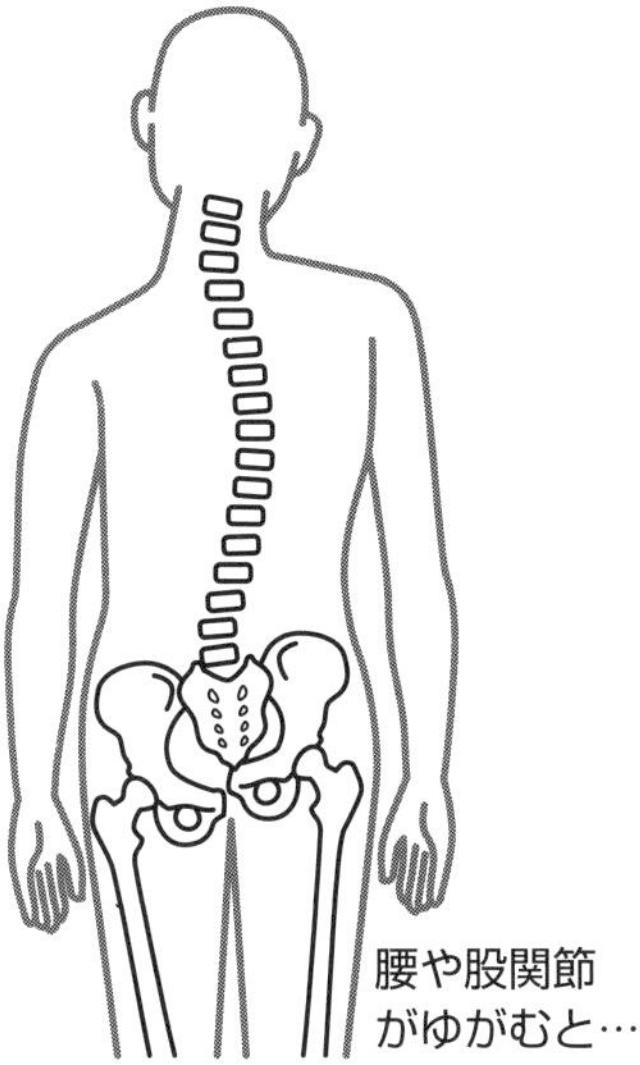

首から上でバランスを
とろうとして症状が出る
・首のこりと痛み
・頭痛、頭重感
・めまい、動揺感
・耳鳴り
・のどのイガイガ感、咳込み など

６ ① 首のこりと痛み

首のこりや痛みの多くは、７つある首の骨（頸椎）の上から数えて、３～５番目付近でよく起こります。首の骨の中で、最もよく動く部分です。

症例：横座りの癖があり首と左肩が痛む

７～８年前から腰と左ひざの痛みがあり、正座ができないので、家ではいつも横座りをしていました。５年前から時々、首と左肩が痛くなり、最近では痛みが１日中続き、夜中も痛むようになっています。

いすに座っている姿勢を上から見ると、左肩先が右肩先より前に出て、頭を少し右の方へ回しています。横から見ると、強い猫背で、背中と腰が丸く曲がり、背中がお尻より後方に来ています。

首を触ると、首の中心より左外側に硬い盛り上がりがあり、押すと痛がります。

首のゆがみを矯正する体操や、重心のバランスを正す体操を、毎日数十回繰り返し行ないました。３カ月後には姿勢が良くなり、首や肩の痛みも軽くなりました。

原因：第３～５頸椎に負担がかかる

股関節や腰がゆがむと、人は頭の位置をまっすぐに保とうとして、主に第３～５頸椎に負担がかかります。それにより、〝首のこりと痛み〟が起

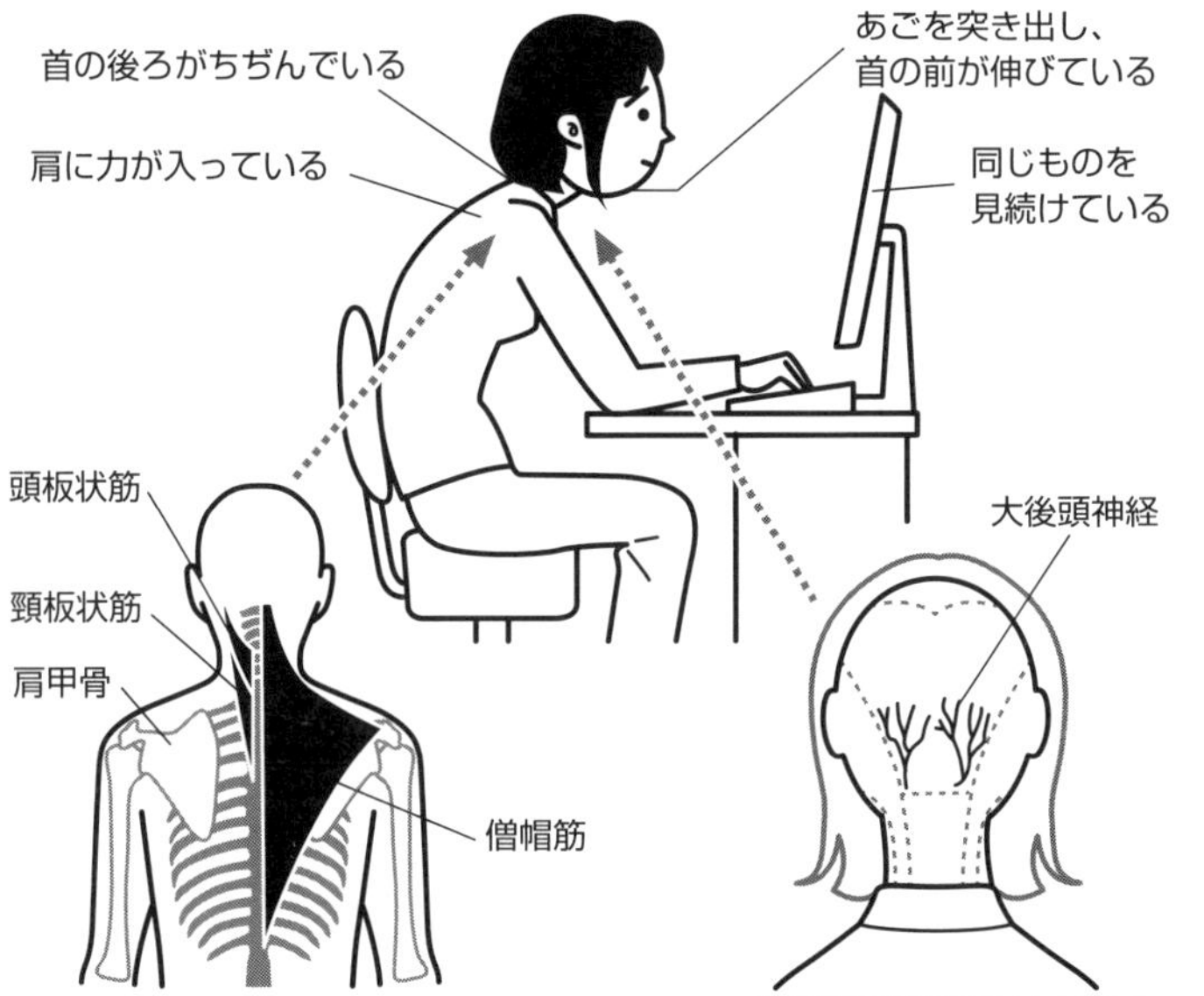
首の後ろがちぢんでいる
肩に力が入っている
あごを突き出し、
首の前が伸びている
同じものを
見続けている
頭板状筋
頸板状筋
肩甲骨
僧帽筋
大後頭神経

首周辺の筋肉がひっぱられて
こわばり首のこりや痛みに

後頭部の筋肉がこわばると
神経が刺激され頭痛に

こります。

姿勢の悪さや体の重心の偏りから、頸椎が傾いたりねじれたりして周辺の筋肉がひっぱられ、ちぢんでこわばる状態が続くと痛みが出ます。しかも、腰や股関節のゆがみを首で戻そうとして首をひねっている場合も多いので、全身の姿勢に気を配る必要があります（上図）。

治療法は？

(1) 症状の強い時

→操体法1−⑦　76ページ

→操体法1−⑩　82ページ

(2) 痛みが少し治まってから

→操体法1−⑧　78ページ

(3) 再発防止のため

→操体法1−①　65ページ

→ストレッチ&マッサージ2−③　89ページ

→ストレッチ&マッサージ2−④　92ページ

→ストレッチ&マッサージ2−⑤　94ページ

6 ② 頭痛、頭重感

慢性の頭痛の大部分は、緊張性頭痛と言われるものです。後頭部から首の後ろにかけての筋肉が硬くこわばり、肩や首のこり、頭重感（頭の重い感じ）を伴うのが特徴です。

症例：お産の後、10年前からひどい頭痛に

50歳代、女性。30年前のお産の時に左股関節の開きが悪くなり、それ以来、腰と背中の痛み、肩、首のこりが続いています。10年前頃から頭痛が起きるようになり、最近では1、2カ月に1回ほど、ひどい頭痛で仕事を2、3日休んで寝込みます。

いすに座った姿勢を後ろから見ると、左肩が上がり右側の腰のくびれが、左側より深くなっていました。後頭部と首の境目のところを押すと、左右ともにとても痛がります。両側の腰や、右側の肩と背中の筋肉も強く張り、押すと痛がります。

腰や背中のゆがみを正す体操を組み合わせて、半年くらい根気よく続けていると、頭痛の程度や頻度は確実に軽くなりました。

原因：背中や腰のゆがみからくる頭のこり

頭痛は、背中や腰のゆがみと密接な関係があります。背中を丸めて座っている人が急に背中を伸ばした時、顔が天井を向く人は、いつも首に、上向きの（いつも天井を向いているのと同じ）負担をかけています。また腰の左右の一方が下がって

いる人は、バランスを保つために後頭部を逆側に傾けているため、どちらかの側の筋肉がいつも緊張して硬くなります。

後頭部は多くの筋肉が重なり合っており、頭や首の微妙な動きを調節しています。後頭部の筋肉が硬くこわばると、頭と首の境目から後頭部の方へ出ている神経（大後頭神経や自律神経）が刺激され、緊張性頭痛を起こします（55ページ図）。

治療法は？

（1）痛みの強い時

→操体法1－⑦　76ページ

→操体法1－⑩　82ページ

→ストレッチ&マッサージ2－⑩　104ページ

（2）痛みが少し治まってから

→操体法1－⑧　78ページ

（3）頭痛の繰り返しを解消するため

→操体法1－⑥　74ページ

→筋トレ3－⑦　119ページ

コラム

職場でも気軽に体操を

患者さんによく「職場で疲れ切って帰宅するので、家で体操する気になれません」と言われることがよくあります。それならば考え方を変えて、職場で体の手入れをすることもできます。

いすに座っている時は、お尻の下（左の腰を下げて座る人が多く、その場合は左側）に三つ折りのバスタオルを敷き、腰の傾きを戻します。いすの背もたれと腰の間に、直径20㎝くらいの少し空気を抜いたゴムボールをはさみ、背中と腰を伸ばしましょう。いすに座わってできる操体法（74～83ページ）もあります。「手首と前腕のストレッチ（100ページ）」も疲れをとるのに効果的です。

気張らず無理せず、体の手入れを楽しんでください。

6 ③めまい、動揺感

頭の位置や姿勢を急に変えた時に、めまいや動揺感を覚えます。数時間ないし数日間続くこともありますが、次第に症状が治まってくるのが特徴です。

症例：忙しくなるとめまいが続く

80歳代、女性。小柄でやせ型、いつも肩や首、背中のこり、腰の痛みを訴えています。2、3カ月に一度くらい、特に忙しくなると、数日〜1週間ほどめまいが続きます。しかし寝込むほどひどくはありません。めまいが出る時はいつも、右側の後頭部から首の上の方にかけて、筋肉が硬く緊張し、押すととても痛がります。

めまいが始まったら1日数回、体操をすると、短期間で治まるようになりました。

原因：後頭部や頸椎のねじれ

後頭部にある筋肉は、首から下が複雑な動きをしても、頭をまっすぐ立て、水平に保つ働きがあります。後頭部や上部頸椎に傾きやねじれがあると、これらの筋肉のバランスが乱れることにより、症状が起きることがよくあります。

治療法は？

（1）症状の強い時

↓ストレッチ&マッサージ2-⑩　104ページ

→ストレッチ&マッサージ2－⑪　106ページ

（2）症状が少し治まってから

→操体法1－⑦　76ページ

→操体法1－⑩　82ページ

（3）再発防止のため

→操体法1－⑥　74ページ

→ストレッチ&マッサージ2－④　92ページ

→ストレッチ&マッサージ2－⑤　94ページ

6 ④ 耳鳴り

頭と首の接合部の動きやゆがみと、耳の働きが密接に関係していることから起きる症状です。

症例：首や肩のこりと耳鳴りがいつもある

70歳代、女性。数年前から、左側の耳鳴りや耳のつまった感じが続いており、耳鼻科で治療をしましたが変化はありませんでした。ほかにも、気管支喘息、五十肩、腰痛、首や肩、背中の痛み、腰痛、右脚のしびれなど、多くの症状があります。

いすに座った姿勢を見ると、胸腰移行部を境に、上半身と下半身が逆の方向にねじれています。この部分の背骨は、くしゃみの時、上体を反った時、体をひねった時などに痛みます。また首や肩の左側、えらのラインの筋肉もこって硬く、押すと痛

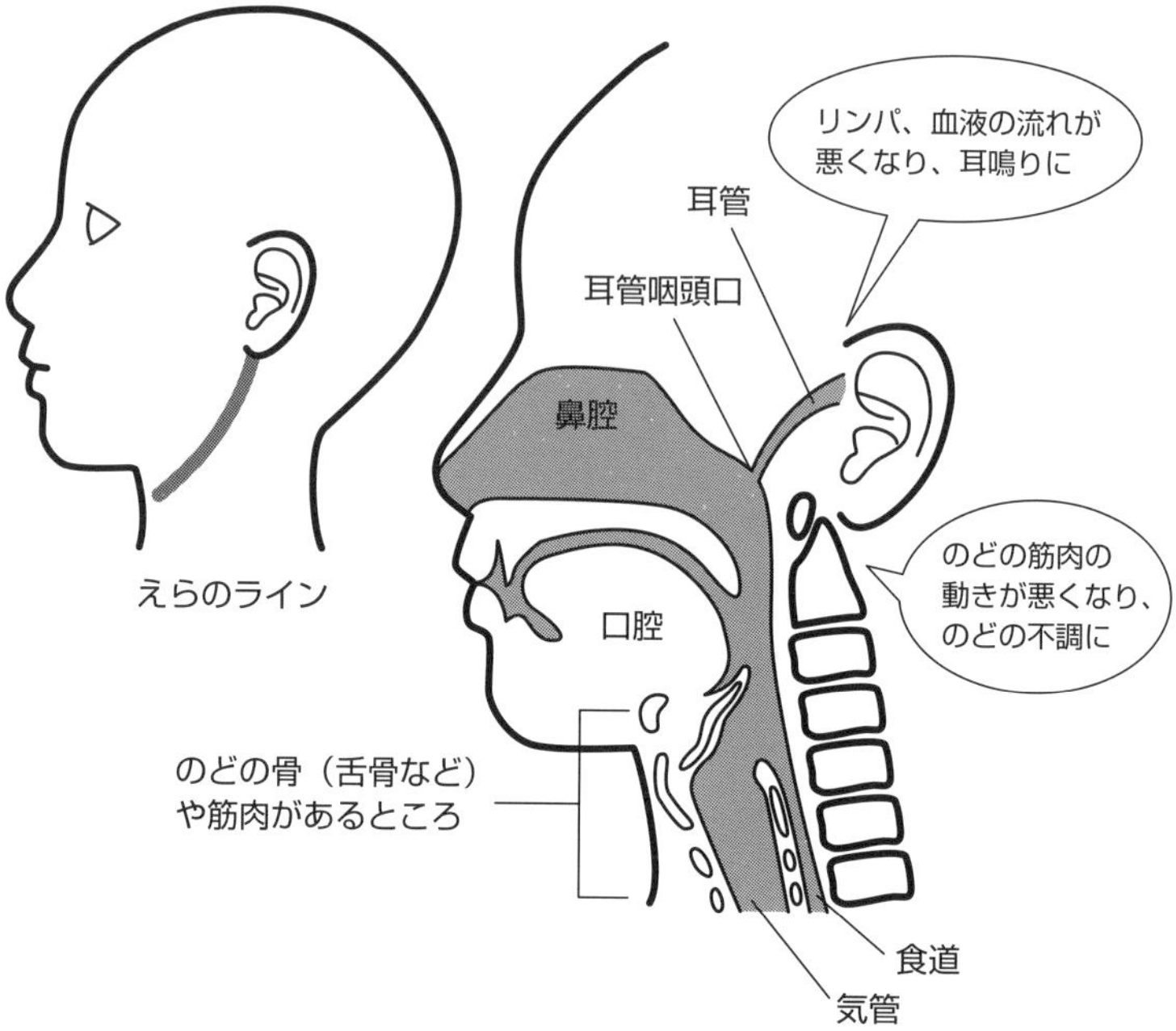
リンパ、血液の流れが
悪くなり、耳鳴りに
耳管
耳管咽頭口
鼻腔
えらのライン
のどの筋肉の
動きが悪くなり、
のどの不調に
口腔
のどの骨（舌骨など）
や筋肉があるところ
食道
気管

がります。

腰や胸腰移行部のゆがみを調整しながら、耳周辺の筋肉バランスを整えることで、症状は軽くなってきました。しかし疲れや体調不良があると、またひどくなります。

原因：首から頭にかけての筋肉の緊張

姿勢が悪いと、首から頭にかけての筋肉が縮んだまま硬くなります。すると周辺の血流やリンパの流れが悪くなることで、耳にも影響を及ぼします。首からあご、のどにかけてのえらのラインには、中耳の中にある音を伝える骨も含まれていますから、（影響のひとつとして）耳鳴りにつながる場合があるのです（上図）。

治療法は？

耳周辺の筋肉バランスを整えることで、症状が改善できます。飛行機に乗った時などに、耳がキーンとする耳管狭窄症にも効果があります。

（1）耳鳴りがひどい時
↓操体法1―⑩　82ページ
↓ストレッチ&マッサージ2―⑩　104ページ
↓ストレッチ&マッサージ2―⑪　106ページ

（2）耳鳴りが少し治まってから
↓操体法1―⑧　78ページ
↓筋トレ3―②　110ページ

（3）再発防止のため
↓操体法1―①　65ページ
↓ストレッチ&マッサージ2―①　85ページ

6

⑤のどのイガイガ感、咳込み

会話の途中や、つばを飲み込んだ時に、急に咳が始まり止まりにくくなることがあります。のどに何かが引っかかっているような不快感も伴います。

症例：風邪の後の咳が治らない

70歳代、女性。風邪が治った直後から咳込みが始まりました。のどのイガイガ感で始まり、1、2分激しく咳込み、ひどい時は息苦しく、じっくりと汗をかきます。耳鼻科での検査は異常ありません。

猫背で上半身は左へ傾き、左側の首や背中の筋肉が硬く、特にのどの軟骨の左側にある首の筋肉に圧痛があり、押すと咳が出そうになります。のどのマッサージや姿勢を正す体操などを3カ月続けたところ、咳はほとんど出なくなり、風邪も引きにくくなりました。

原因：えらのラインにある筋肉の緊張

鼻の奥とのど、中耳はつながっており――〝鼻うがい〟がのどの痛みにも効果があったり、鼻風邪から中耳炎を起こしたりするのはそのためです――、しかもつながっている場所は、上部頸椎のすぐそばにあります。上部頸椎のラインがゆがむと、頭痛やめまいだけでなく、鼻やのどの不調があらわれます（60ページ図）。

のどや気管の軟骨へ続くえらのラインは、のどの筋肉の動きに関係しているので、ゆがむと〝のどに何か引っかかったような感じ〟がしたり、〝激しく咳き込んだり〟します。会話などをした時に、のどに異物が入ったのと体が勘違いして、咳が出ます。

治療法は？

飲み込むのに関わる〝舌骨〟を支える筋肉の緊張をゆるめるのが、主な治療です。中国では昔から、首の前の皮膚をつねって咳を治す治療があります。

（1）症状がひどい時

↓操体法1－⑩　82ページ
↓ストレッチ&マッサージ2－⑩　104ページ
↓ストレッチ&マッサージ2－⑪　106ページ

（2）症状が少し治まってから

↓操体法1－⑧　78ページ
↓筋トレ3－④　114ページ

（3）再発防止のため

↓操体法1－③　69ページ
↓筋トレ3－②　110ページ

2章

図解「バランス操体法」で
ゆがみを治す

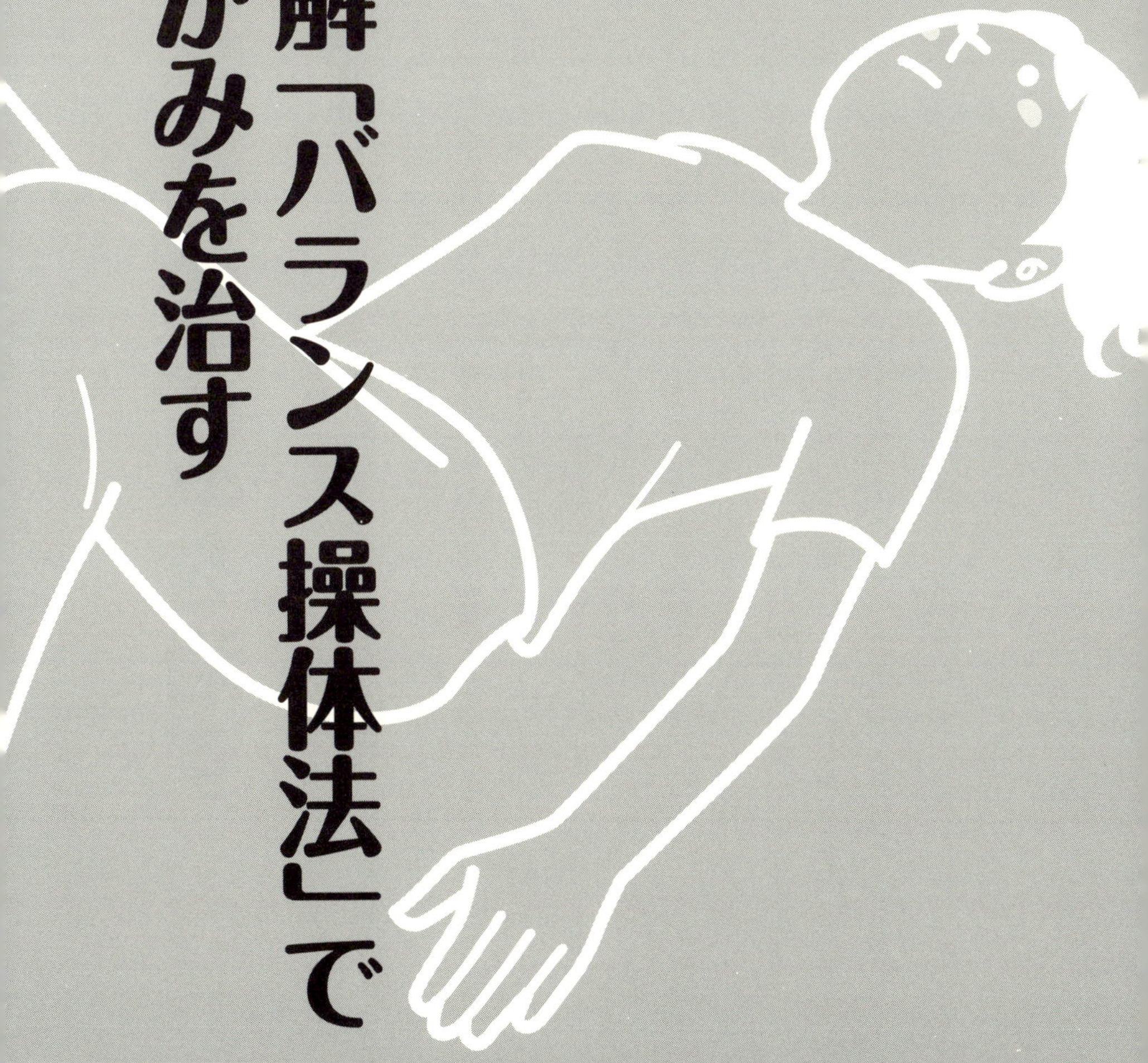

1 操体法でゆがみを治す

自分でゆがみを治す操体法

操体法は、仙台の医師橋本敬三先生（明治30年〜平成5年）が、様々な民間療法や伝統医療の研究にもとづいて考案された方法です。

人が歩く時に無意識に行なっている、体全体のバランスを整える動きをうまく利用して、体のゆがみを戻します。様々な健康法や治療法がありますが、自分でゆがみを見つけ、自分の動きでゆがみを戻す方法は、操体法のほかにはないようです。

操体法ではまず、左右同じ動作を比較する診察（動診）を行ない、楽に感じた方だけ行ないます。ですので動きに無理がなく、どこでも手軽にできます。一人でも行なえますし、補助者が動きを補助をすることでより効果が上がるのも特徴です。

毎日行なってほしいのは、「1-① かかと押し出しの操法」「1-② ひざの押し出しと引き寄せの操法」です。

「1-① かかと押し出しの操法」は小さな動きですが、全身のゆがみ矯正に使えます。「1-② ひざの押し出しと引き寄せの操法」は主に、足、ひざ、股関節、腰など、下半身の調整に適しています。

1 ① かかと押し出しの操法

　小さな動きですが、寝床の中などでリラックスしてゆっくりやると、体の深い所にある、背骨まわりの筋肉が動きます。腰はもちろんですが、胸腰移行部や肩、首など、腰から上の広い範囲のゆがみ矯正にも効果があります。

　一番続けやすい操法ですので、これだけはずっと続けているという人が多くいます。

動診（図1）

　決められた動きを左右同じように行ない、動きやすい方と動きにくい方を決めるのを〝動診〟と言います。

1　あお向けに寝て、伸ばした両脚を腰幅に開きます。

2　片足のかかとを押し出すように、腰からゆっくり伸ばします。左右の脚をそれぞれ行ない、押し出しやすい側を決めます。

　伸ばしやすい側に体の重心が偏っており、体がちぢんでいる部分と伸びている部分の偏りができています。一般的に骨盤の左側が下がっている人が多く、その場合は左脚が動きやすいと感じます（すでに左腰が伸びきっていると、右脚を伸ばしやすく感じる人も）。

やり方（図1）

　動診で、左側のかかとが押し出しやすかった場合で説明します。

1　左側のかかとをゆっくり伸ばします。少し伸ばした後、さらにかかとを床に押し付け気味に押し出し、同時に右側の腸骨（骨盤の左右にある骨。腰の前上方にある）の出っぱりを頭の方へ引き上げるようにします。

　補助者がいる時は、かかとを補助者に軽く押さえてもらい、抵抗とします。

2 左のかかとを床に押し付け（補助者がいる場合は、かかとを押さえて動きを止める）、その状態で力を抜かずに（力をタメて）、3秒間保持します。3秒後に、一気に腰の力を抜きます。

3 以上を4、5回繰り返した後、最初の動きを左右比較し、押し出しにくかった側が改善しているのを確認します。

効果を上げる動き方

骨盤の前上方の左右にある腸骨の出っぱりを目標にして、かかとを押し出す側は、腸骨の出っぱりを足の方に下げ、反対側は頭の方へ上げることを意識します（骨盤を上下に動かす感覚を意識する）。かかとの動きですが、実際に動かしているのは骨盤です。やり方2でかかとを動かす時は、床に押し付けながら、足先の方へ押し出すようにすると、脚が伸びやすくなります。

図1

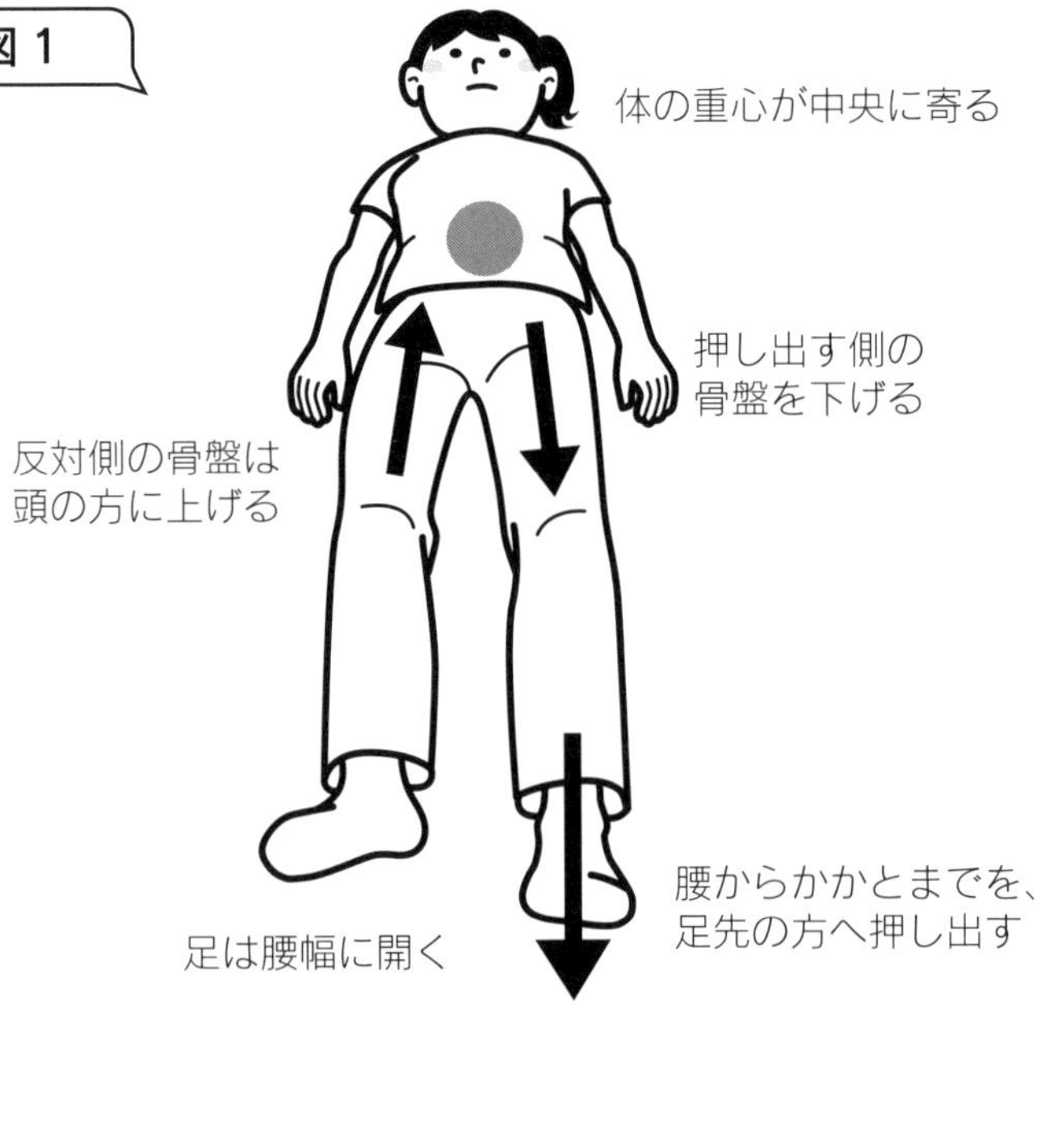
体の重心が中央に寄る
押し出す側の
骨盤を下げる
反対側の骨盤は
頭の方に上げる
腰からかかとまでを、
足先の方へ押し出す
足は腰幅に開く

こんな時におすすめ

腰の中央の腰痛　19ページ／過敏性腸症候群24ページ／首のこりと痛み　54ページ／耳鳴り59ページ

1 ② ひざの押し出しと引き寄せの操法

「1-①かかと押し出しの操法」よりも、腰の動きが大きくなります。腰（腰椎、骨盤、股関節）、脚（ひざ、足首）、胸腰移行部のゆがみを戻す効果があります。

動診（図2上）

1　あお向けでひざを深く曲げ、両脚とひざを腰幅に開きます。

2　片ひざを両手で抱え、まっすぐ胸の方へ引き寄せ、どちらが引き寄せにくいかを比べます。

太ももの裏からお尻にかけての筋肉が硬いと、股関節が曲げにくく、ひざを引き寄せにくくなります。

やり方（図2下）

1　両脚を床につけたままで行ないます。動診で引き寄せにくかった方の脚は、親指側で床を踏みながら、ひざは足先の方へ腰が浮くくらいまで押し出します。補助者がいる時は、押し出すひざと、引き付けるひざの上に補助者の手を当て、両ひざの動きに軽い抵抗を加えます。

2　同時に、反対側のひざを肩先の方へ引き寄せます。かかとで床を踏みながら爪先を上げ、爪先を肩先の方（小指側）に向けます。

3　腰に不快感が出るか、側屈が強くなる手前で、力を入れたまま動きを止めます。軽く息を吸い、2、3秒間息を止めてから、一気に息を吐き、同時に腰の力を抜きます。

4　以上を、3、4回繰り返します。

その後、動診の動きをもう一度行ない、少しでも脚が引き寄せやすくなっていれば、効果があったことになります。

効果を上げる動き方

腰を上下に動かすことを意識します。ひざを押し出す側は、骨盤の端を脚の方に下げ、反対側は肩先の方へ引き上げます。

爪先を上げる時は、外側に振ります。この動きで脚、足首、下腿のゆがみを矯正できます。

こんな時におすすめ

腰の中央の腰痛　19ページ／ひざの痛み　28ページ／肩こり　41ページ

図2

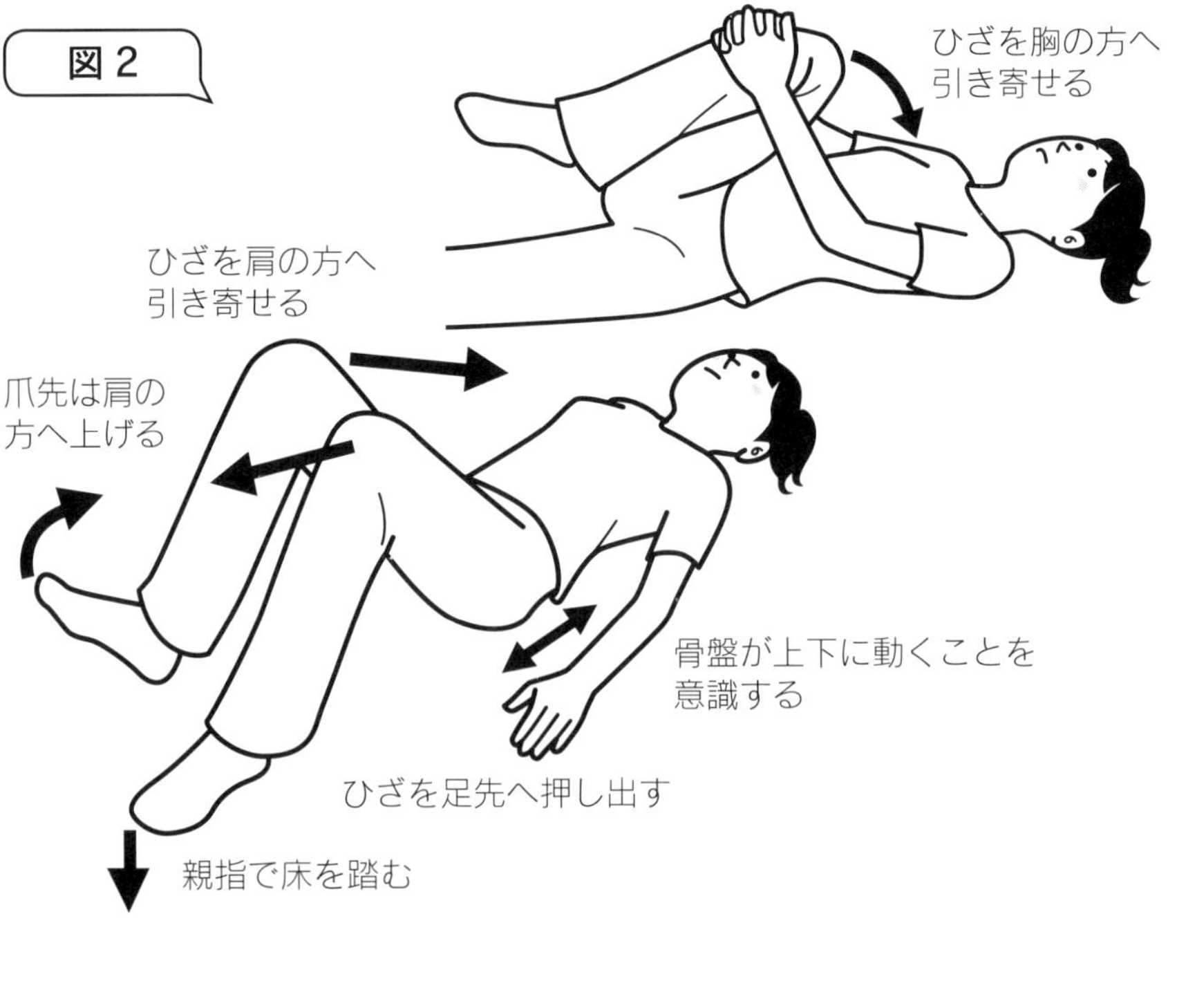
ひざを胸の方へ
引き寄せる
ひざを肩の方へ
引き寄せる
爪先は肩の
方へ上げる
骨盤が上下に動くことを
意識する
ひざを足先へ押し出す
親指で床を踏む

1

③両ひざ倒しの操法

股関節の後ろや横の筋肉を伸ばす操法です。股関節だけでなく、骨盤、腰椎、胸腰移行部のゆがみも、戻す効果があります。

動診

1　あお向けに寝てひざを直角に曲げ、左右の足首とひざを軽く合わせ、両手を腹の上に置きます。

2　この姿勢のまま、両ひざを左右にゆっくり倒し、倒しやすさを比較します。どちらか一方の股関節の筋肉が硬い人は、硬い方と反対側にひざを倒しにくく感じます。

やり方（図3）

1　硬めのクッション（座布団でもかまいません）を数個用意して重ね、壁に沿って置きます。両ひざを、倒しやすい側にゆっくり倒し、ひざの側面をクッションに押し付けます。補助者がいる場合、補助者は脚を倒す側に自分のひざをあて、相手のひざを手前に軽く押さえます。

2　腰をさらにひねる余裕があれば、両ひざをクッションの上に乗り上げ、腰をうかせ気味にします。

3　姿勢が安定したところで動きを止めます。軽く息を吸い、2、3秒間息を止めてから、一気に息を吐くと同時に、腰の力を抜きます。

4　以上を3、4秒間あけて、3、4回繰り返します。

その後、動診の動きをもう一度行ない、少しでもひざが倒しやすくなっていれば、効果があったことになります。

効果を上げる動き方

やり方2の両ひざをクッションに乗り上げるところで、腰をひねるようにするのがポイント。脚から胸腰移行部にかけてひねりがかかり、ひざを倒した方の股関節の筋肉がよく伸びます。

こんな時におすすめ

胃の痛み、胃もたれ、胸やけ　36ページ／肩こり　41ページ／のどのイガイガ感、咳込み　61ページ

1 ④うつぶせひざ引き上げの操法

左右の腰骨の高さや、前後の傾きを調節するのに、とても効果があります。

図3

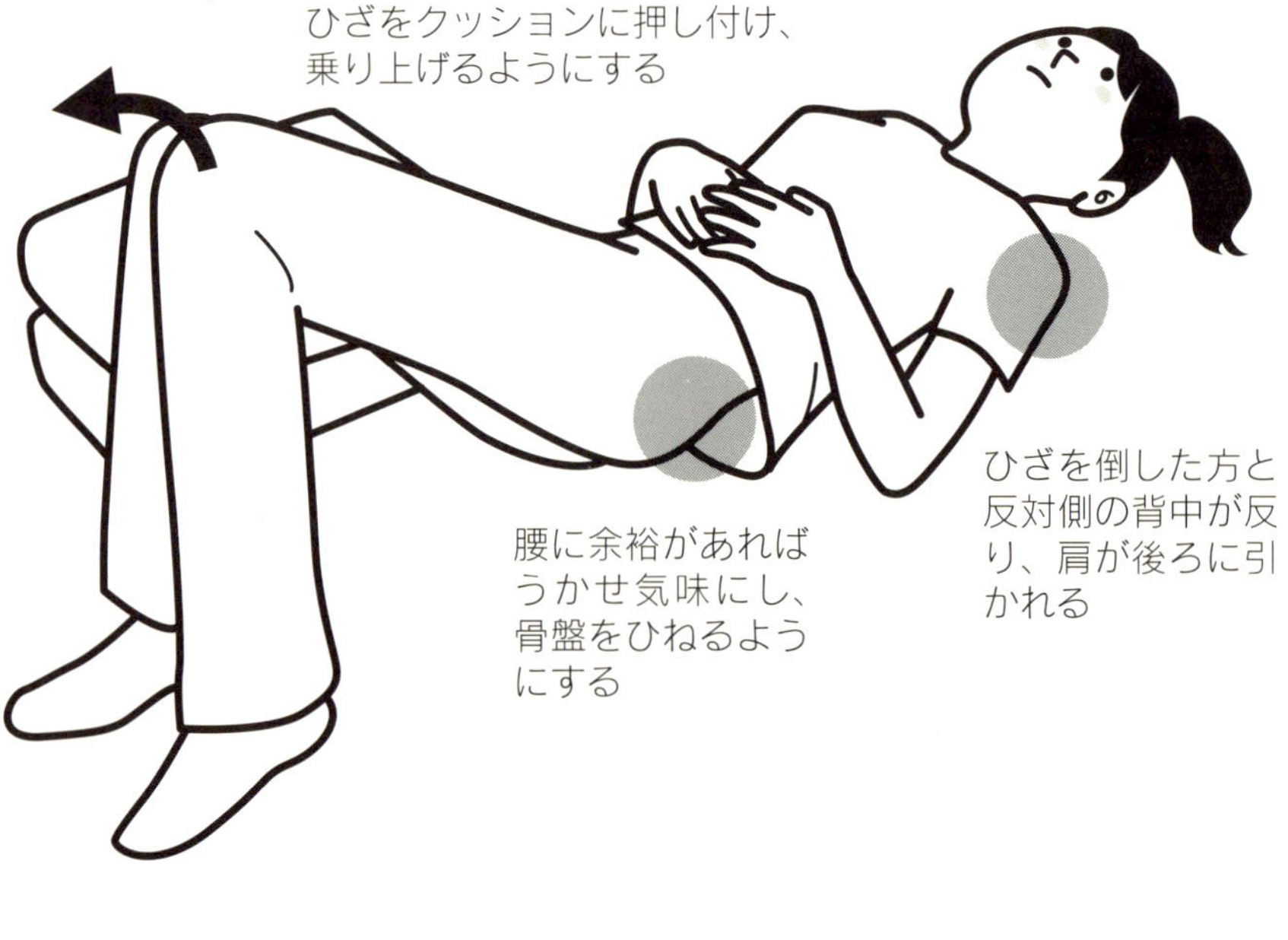
ひざをクッションに押し付け、
乗り上げるようにする
ひざを倒した方と
反対側の背中が反
り、肩が後ろに引
かれる
腰に余裕があれば
うかせ気味にし、
骨盤をひねるよう
にする

郵便はがき

おそれいります
が切手をはって
お出し下さい

107 8668

（受取人）
東京都港区
赤坂郵便局
私書箱第十五号

農文協

http://www.ruralnet.or.jp/

読者カード係 行

◎ このカードは当会の今後の刊行計画及び、新刊等の案内に役だたせていただきたいと思います。　　はじめての方は○印を（　　）

ご住所	（〒　　－　　） TEL： FAX：
お名前	男・女　　歳
E-mail：	
ご職業	公務員・会社員・自営業・自由業・主婦・農漁業・教職員（大学・短大・高校・中学・小学・他）研究生・学生・団体職員・その他（　　）
お勤め先・学校名	日頃ご覧の新聞・雑誌名

※この葉書にお書きいただいた個人情報は、新刊案内や見本誌送付、ご注文品の配送、確認等の連絡のために使用し、その目的以外での利用はいたしません。

● ご感想をインターネット等で紹介させていただく場合がございます。ご了承下さい。

● 送料無料・農文協以外の書籍も注文できる会員制通販書店「田舎の本屋さん」入会募集中！
案内進呈します。　希望□

■毎月抽選で10名様に見本誌を1冊進呈■（ご希望の雑誌名ひとつに○を）

①現代農業　②季刊 地 域　③うかたま　④のらのら

お客様コード □□□□□□□□□□

S11.08

お買あげの本

■ ご購入いただいた書店（　　　　書 店）

●本書についてご感想など

●今後の出版物についてのご希望など

この本をお求めの動機	広告を見て（紙・誌名）	書店で見て	書評を見て（紙・誌名）	出版ダイジェストを見て	知人・先生のすすめで	図書館で見て

◇ 新規注文書 ◇　　郵送ご希望の場合、送料をご負担いただきます。

購入希望の図書がありましたら、下記へご記入下さい。お支払いは郵便振替でお願いします。

（書名）　　（定価）¥　　（部数）　部

（書名）　　（定価）¥　　（部数）　部

460

動診（図4右）

1　うつぶせになり、顔をどちらかの側に向けます。顔を横に向けた側のひざを、床をすりながらゆっくり上げます。

2　脚をまっすぐに戻し、今度は顔を反対側に向けます。反対側も同じことを行ない、ひざの上がりやすさを比べます。

ひざを上げにくい側は、股関節まわりの筋肉が硬くなっています。ひざを上げると腰も一緒に持ち上がってきてしまうので、ひざを持ち上げにくく感じるのです。

やり方（図4左）

1　ひざを上げやすい側で行ないます。動診の時と同じようにうつぶせになり、股関節の高さにひざがくる少し手前まで、ひざを引き上げます。反対側の脚を伸ばし、爪先を立てた姿勢で始めます。

図4

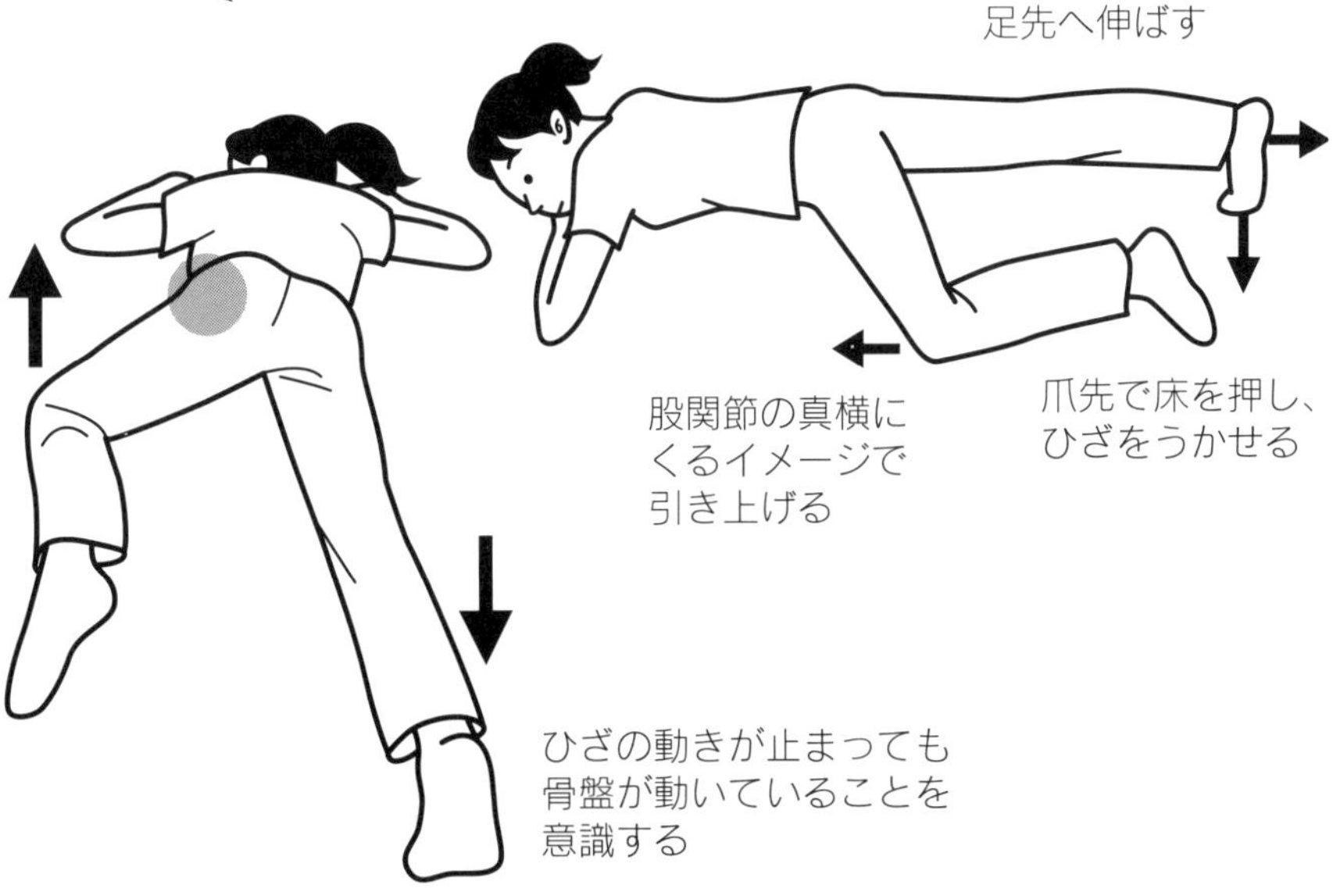
顔の向きを、ひざを上げる側にそろえると上げやすい
反対側の足は腰から足先へ伸ばす
股関節の真横にくるイメージで引き上げる
爪先で床を押し、ひざをうかせる
ひざの動きが止まっても骨盤が動いていることを意識する

2　ひざが股関節の真横にくるイメージで引き上げながら（無理にならない程度に）、反対側の脚の爪先で床を押し、ひざをうかせます。
　補助者は、引き上げる側のひざの先に腕を立てて、抵抗とします。寝床や畳の上では、摩擦抵抗が加わるので、補助者がいなくても大丈夫です。

3　その姿勢で、腰や脚の力を抜かずに軽く息を吸います。息を2～3秒間止めて一気に吐き、腰と脚の力も同時に抜き、浮かせたひざを下ろします。

4　以上を3、4回繰り返します。
その後、動診の動きをもう一度行ない、少しでもひざが上げやすくなっていれば、効果があったことになります。

効果を上げる動き方

ターゲットは骨盤の動きです。めいっぱいひざを引き上げて動きが止まった後も、同じ側の骨盤の端はさらに動き続けます。これにより両側の股関節周辺が引き伸ばされ、腰も伸びます。

こんな時におすすめ

腰の中央の腰痛　19ページ／お尻にかけて痛む腰痛　21ページ／股関節の痛み　23ページ／胃の痛み、胃もたれ、胸やけ　36ページ／背中のこりや痛み　42ページ

1　⑤うつぶせひざ伸ばしの操法

ひざ、股関節、骨盤、腰のゆがみ矯正に効果があります。

動診（図5上）

1　うつぶせになり、両脚を腰幅に開きます。

2　かかとを尻に付けるように、ひざを片方ずつ曲げ、左右どちらが曲げにくいか確かめます。曲げにくい方は、ひざの皿の上がつっぱっています。

やり方（図5下）

1　曲げにくい側の足首の下に、空気を少し抜いたソフトバレーボールや硬めのクッションを置き、足首でボールを床に押し付けます。

2　ボールを押し続けていくと、自然にひざが伸びます。さらに押し付けると、同じ側の腰骨がわずかに天井の方へ上がります。

　補助者がいる時は、足首を抱えるように手を添えます。足首で補助者の手を押すことでひざが伸び、腰が自然に浮くのに合わせて、補助者は少し脚を持ち上げて手前に引きます。

3　そのまま力をゆるめずに、軽く息を吸って2、3秒間息を止めます。一気に吐くと同時に、腰とひざの力を抜くと、ひざ先がストンと床に

図5

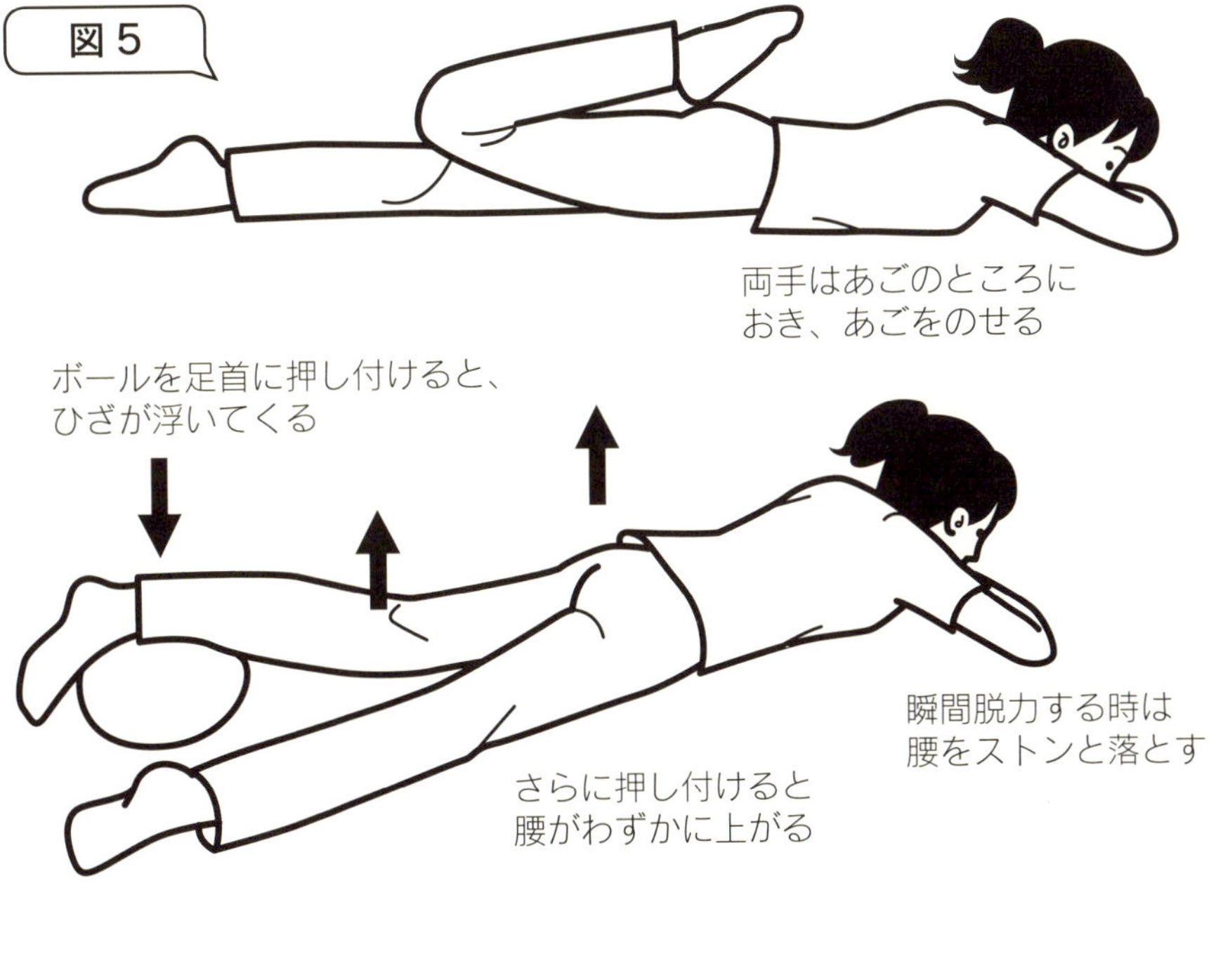

両手はあごのところにおき、あごをのせる
ボールを足首に押し付けると、ひざが浮いてくる
瞬間脱力する時は腰をストンと落とす
さらに押し付けると腰がわずかに上がる

落ちます。

4　以上を、4、5回繰り返します。

その後、動診の動きをもう一度行ない、少しでもひざが曲げやすくなっていれば、効果があったことになります。

効果を上げる動き方

やり方2でひざを伸ばす時、意識的にひざを上げてしまうと、効果が減ります。ボールを押している足先をすっと伸ばすことと、下に押し付けることを同時に行なうと、よりひざが伸びやすくなります。またやり方2で、重心が体の中心に向かってわずかに動くのを自覚することも大切です。

こんな時におすすめ

お尻にかけて痛む腰痛　21ページ／股関節の痛み　23ページ／ひざの痛み　28ページ

1 ⑥いすに座って片ひざ上げの操法

腰まわり（股関節、骨盤、腰椎など）のゆがみをとり、左右への重心の偏りを治す効果があります。

腸腰筋（腰椎と大腿骨をつなぐ筋肉で、股関節を曲げる働きがある）の筋力テストと同じ動きになります。ひざを上げにくい側は、腸腰筋の筋力が低下しているため、腰が後ろに落ちている傾向があります。

動診（図6）

1　いすに浅く腰掛け、股関節、ひざ、足首がほぼ直角になるように座ります。ひざは腰の幅で、手のひらを上へ向けて太ももの上に置きます。

2　腰と背中をまっすぐにして、ひざを交互にゆっくりまっすぐ上げ、どちらが上げにくいかを比べます。ひざが上げにくい方に、体の重心が寄っています。

やり方（図6）

1　上げにくかった側のひざを内側に寄せ、足の親指側で床を踏みます。脚が浮いている場合は、太ももの裏を座席に押し付けるようにします。

2　上げやすい側のひざを、座席から1、2㎝浮かせます。そのひざの上に指先を立て、軽く下に押して抵抗をかけます。補助者がいる時は、ひざの上に補助者の手のひらをのせます。

3　この状態を保ったまま軽く息を吸い、2、3秒間息を止めた後、一気に息を吐いて腰やひざの力をストンと抜きます。

4　以上を3、4回繰り返すと、腰のバランスが整います。

その後、動診の動きをもう一度行ない、少しでもひざの上げにくさが解消していれば、効果があったことになります。

図6

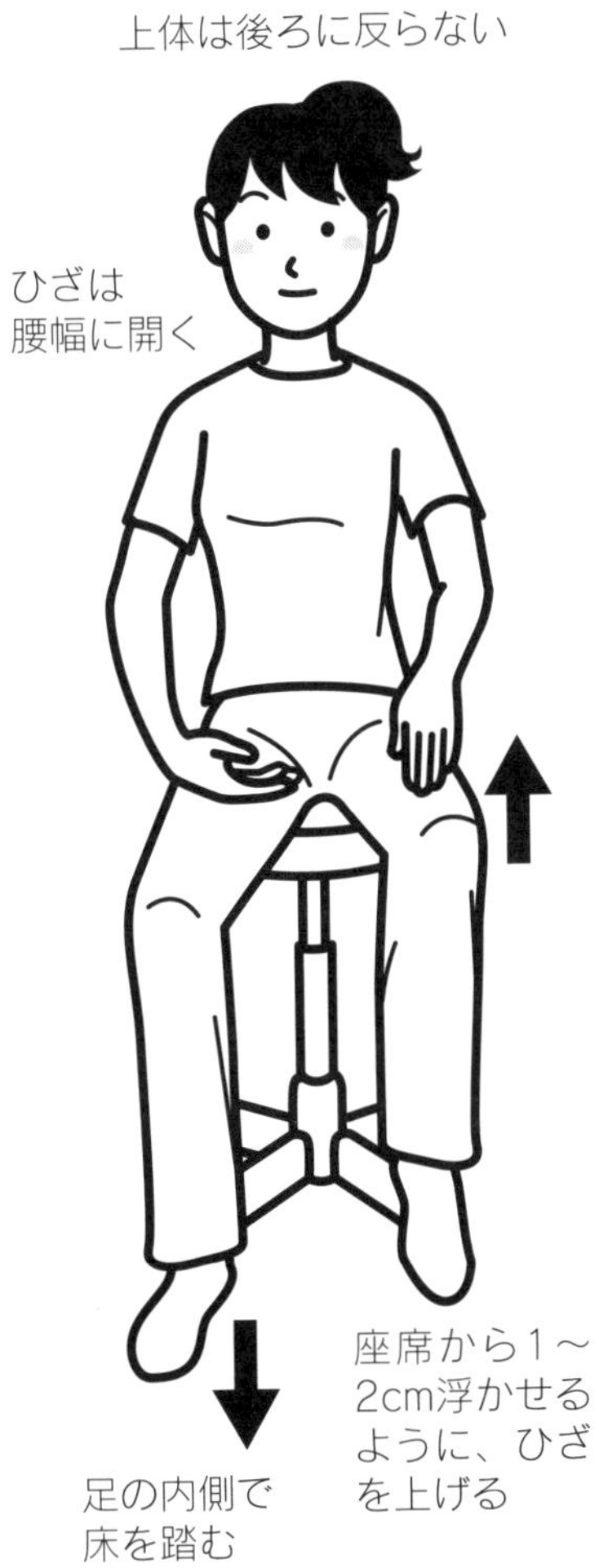
上体は後ろに反らない
ひざは
腰幅に開く
座席から1～
2cm浮かせる
ように、ひざ
を上げる
足の内側で
床を踏む

効果を上げる動き方

やり方2で、腰と背中をまっすぐ伸ばした姿勢を保っておくことが大切です。体が丸まっていると、股関節からしっかり曲げることができないので、上体を後ろに倒してひざを引き上げたつもりになるからです。

こんな時におすすめ

腰の中央の腰痛　19ページ／頭痛、頭重感　56ページ／めまい、動揺感　58ページ

1

⑦いすに座って肩上げの操法

胸腰移行部、肩甲骨、肩、首のゆがみを治すのに効果があります。腰や背中を丸く曲げて座っていると、体の重心が左右どちらかに傾いてしまいます。肩を上げやすい方の腰や背中を、先に少し伸ばすことで、重心の偏りを治しながら行ないます。

動診（図7）

1　いすに座って背筋を伸ばし、あごを引いて顔は正面を向きます。脚とひざは腰幅に開き、太ももの上に上向きに手のひらを置きます。

2　左右どちらか一方のお尻に体重を移した後、背筋を伸ばしながら同じ側の肩だけを上げます。同じことを左右行ない、どちらの肩が上げやすいかを確かめます。

やり方（図7）

上げやすい側の肩から行ないます（以下、左側が上げやすい場合で示します）。

1　いすに座って左のひざを内側に寄せ、左の脇腹を上へ伸ばしながら左肩を上げていきます。

この時、頭や上体を右へ傾けないようにします。

補助者がいる時は、抵抗になるように、上げる方の肩を手のひらで軽く押さえます。もう片方の手は、みぞおちの裏の背中を押して、背中がピンと張るようにします。

2　腰、背筋に力を入れた状態を保ったまま軽く息を吸い、息を止めて2、3秒後に一気に息を吐き、脱力します。

3　以上を3、4回繰り返し、その後、右側でも同様にします。

その後、動診の動きをもう一度行ない、少しでも肩の上げにくさが解消していれば、効果があったことになります。

効果を上げる動き方

肩を上げる側は、腰を伸ばして胸を反るようにすることが大切です。この姿勢を保ったまま、足でしっかり床を踏みます。この姿勢で肩を上げると、重心は体の中央に寄り、肩甲骨は背骨側の正

図7

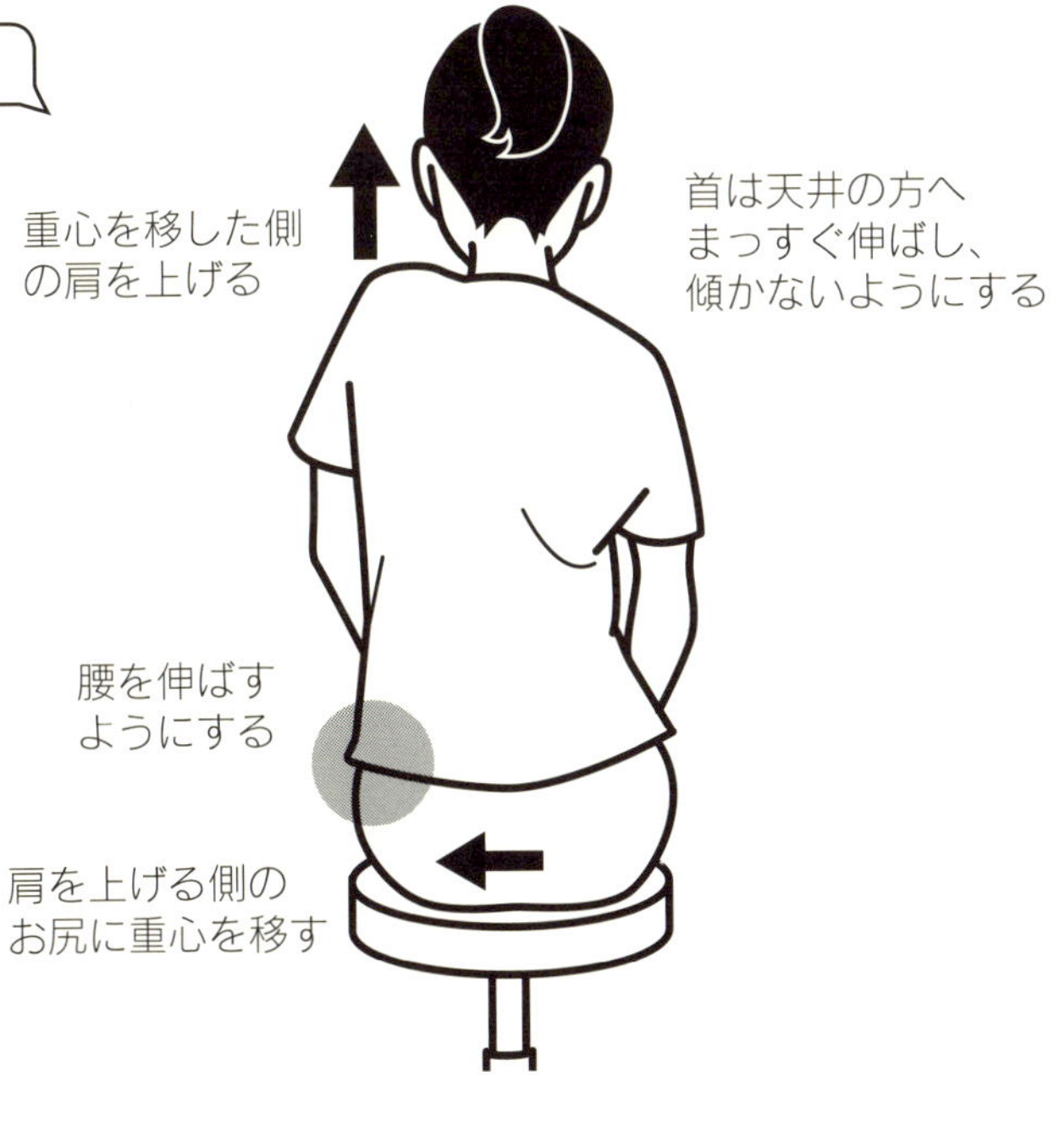
重心を移した側
の肩を上げる
首は天井の方へ
まっすぐ伸ばし、
傾かないようにする
腰を伸ばす
ようにする
肩を上げる側の
お尻に重心を移す

しい位置に戻りやすくなります。

こんな時におすすめ

息苦しい、ため息が出る　35ページ／肩こり　41ページ／五十肩　44ページ／手のしびれ　50ページ／首のこりと痛み　54ページ／頭痛、頭重感　56ページ／めまい、動揺感　58ページ

1　8　いすに座って上体をひねる操法

胸腰移行部、胸郭上部、首、頭などの症状に効果があります。腰や背中を丸く曲げて座っていると、体の重心が左右どちらかに傾いてしまいます。

この操法では、ひねりやすい側のお尻に体重を乗せてひねり、腰を反って伸ばすことで、腰から肩までのゆがみを矯正します。

動診（図8）

1　いすに座ります。両脚とひざを腰幅に開き、腰を伸ばします。両手を頭の後ろに組んで両ひじを開き、胸を張ります。

2　右のお尻に体重をのせ、上体をゆっくり右側へひねります。右側の腰と背中を伸ばし、上体が右に倒れないようにします。この時、右ひざが外に開きすぎないように気をつけてください。

3　わきや背中がきつくなる手前で、ひねるのをやめて正面に向き直ります。左側も同様にして、左右のひねりやすさを比べます。ふだん左のお尻に重心がのっている人は、左の方がひねりにくくなります。

やり方（図8）

1　ひねりやすい側のお尻に体重をのせ、上体を同じ側にゆっくりとひねります。

補助者がいる時は、本人の背後に立ち、ひねる方向の側の、肩甲骨の下に手のひらをあて、反対側の肩にはもう片方の手をかけて、本人の動きに軽い抵抗を加えます。本人は腰と背中を少し反らせ、ひねる側へ重心を移動させながらひねります。

2　きゅうくつになる手前で止めて息を吸い、2、3秒そのままの姿勢を保った後、一気に息を吐き、脱力します。

3　以上を3、4回繰り返します。

その後、動診の動きをもう一度行ない、少しでもひねりにくさが解消していれば、効果があったことになります。

効果を上げる動き方

ひねる方向の側のお尻に重心を移すこと。腰や胸を反って体を上に伸ばし、横に倒さないことが大切です。

図8

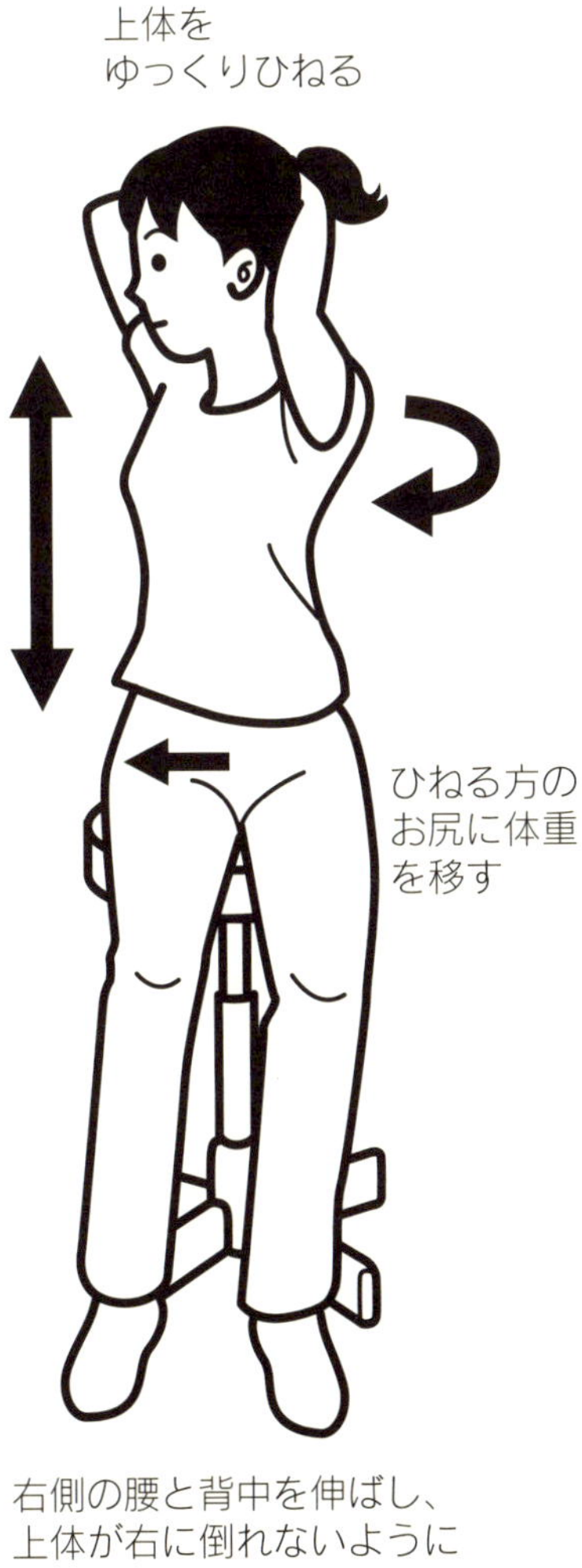
上体を
ゆっくりひねる
ひねる方の
お尻に体重
を移す
右側の腰と背中を伸ばし、
上体が右に倒れないように

こんな時におすすめ

息苦しい、ため息が出る　35ページ／胃の痛み、胃もたれ、胸やけ　36ページ／肩こり　41ページ／背中のこりや痛み　42ページ／五十肩　44ページ／手のしびれ　50ページ／首のこりと痛み　54ページ／頭痛、頭重感　56ページ／耳鳴り　59ページ／のどのイガイガ感、咳込み　61ページ

1 ⑨ いすに座って ひじを引く操法

五十肩など、肩や腕の痛みや動きに問題のある人の多くは、肩甲骨が外側に開いた状態になってしまっていることは、すでに述べました（39ページ参照）。この操法を行なうことで、肩甲骨を背骨の方に寄せ、正しい位置に戻す効果があります。

やり方（図9）

右肩に痛みがあり、右腕が上げにくい場合で説明します。

1　腰と背中を伸ばしていすに座ります。右ひじを曲げ、ひじを体に沿って胸の高さぐらいまで上げ、右手首を左手で握ります（図9右）。

2　体の前から右横、後ろの方へと胴体に沿わせながら、右ひじをゆっくりと引きます。左手は、適度な抵抗になるようにひっぱり（逆向きに力を入れ）ます。同時にお尻の左側に体重を移していきます。

3　ひじが体の横から少し後ろにきたところで、右ひじを引く力と左手の抵抗の力を釣り合わせ、ひじの動きを止めます。

4　軽く息を吸い、2、3秒息を止めます。その間も両腕の力をゆるめず、肩甲骨を後ろに引いておきます。左手を離さないまま、一気に息を吐いて力を抜きます（図9左）。

5　以上を5、6回繰り返し、肩が上げやすくなったことを確かめます。

効果を上げる動き方

やり方2で右ひじを引く時、胸を張って背中を伸ばすこと、わきをしめてひじを後ろ内側へ引くように気をつけます。左手で抵抗をかける時も、右の肩甲骨を背骨の方へ引く動きをイメージして続けてください。

こんな時におすすめ

五十肩　44ページ／ひじの痛み　48ページ／手のしびれ　50ページ

図9

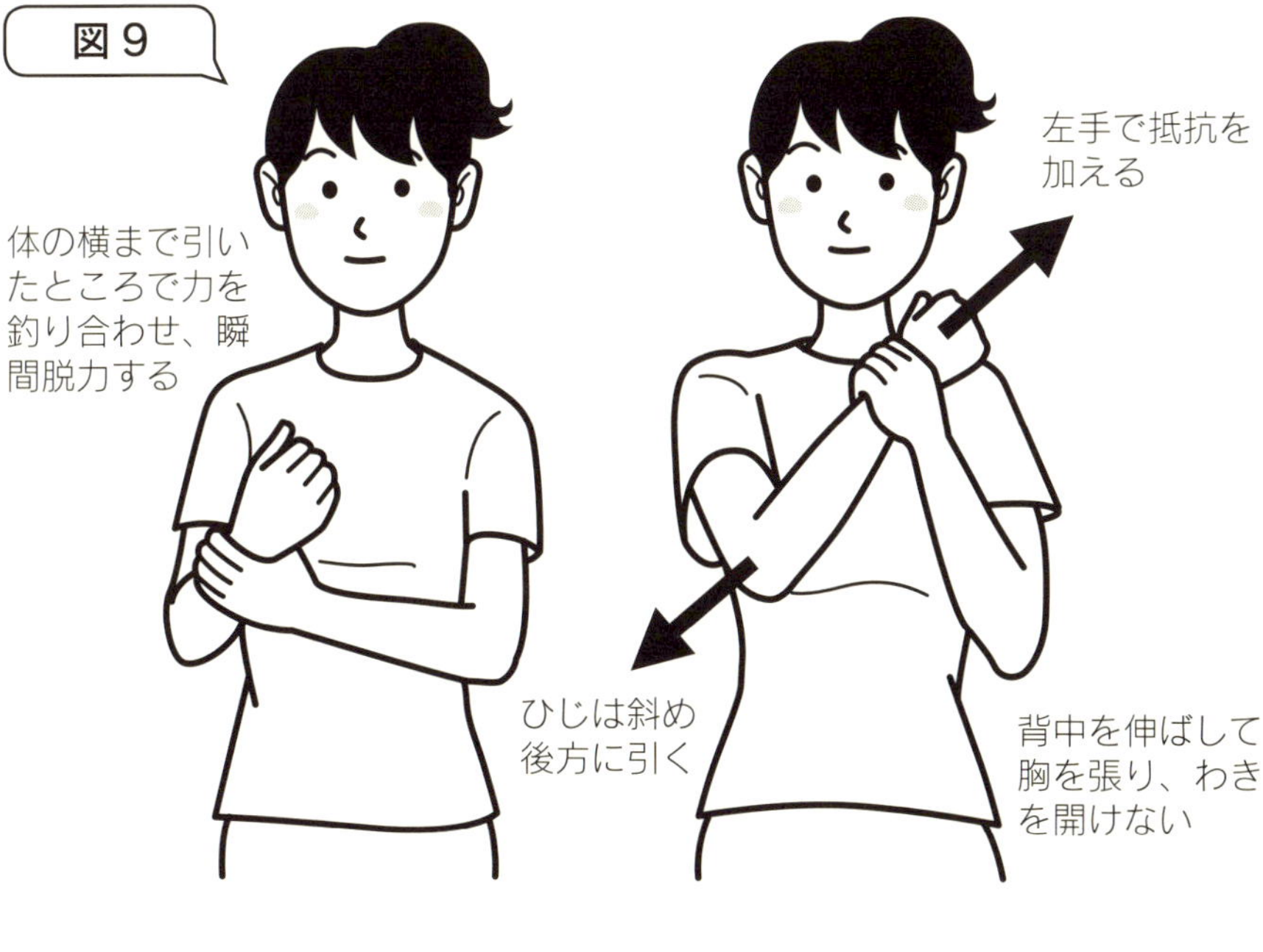
体の横まで引いたところで力を釣り合わせ、瞬間脱力する
左手で抵抗を加える
ひじは斜め後方に引く
背中を伸ばして胸を張り、わきを開けない

1 ⑩ 頸椎のねじれを治す操法

首のゆがみを矯正するのに有効です。頸椎のずれが戻ると、頸椎の横突起に付いている筋肉の緊張がゆるみ、首のこりがとれます。

動診（図10右）

いすに腰かけて脚を腰幅に開き、背筋を伸ばします。首の後ろ側の真ん中にある太い隆起の外側を、反対側の手の指先で押さえながら探っていきます。

硬く盛り上がり、指先で押すと痛い場所があります。この盛り上がりは頸椎の横に突出した横突起にあたり、痛い時は、この場所の頸椎がねじれている証拠です。

やり方（図10左）

1 押すと痛い盛り上がりが左側にある時は、右手を首の後ろに回して中指で盛り上がりを触っておきます。

2 首を右方向へ回し、右側に胸を張るように、右斜め上に顔を向けます。

上体をまっすぐ立て、重心を右の尻にのせるように体重を移動させると、痛みがややわらぎ、硬さがとれていく感じがわかります。

3 その姿勢を保ったまま息を吸い、数秒間息を止めた後で瞬間的に脱力します。

4 中指を首から離さないようにしたままで、同じ動きを、3〜4秒間隔で4〜5回繰り返します。

効果を上げる動き方

押して痛い場所を指先で押し続けて、痛みが軽くなる姿勢が、頸椎のずれが戻る姿勢です。一番痛みが軽くなる顔の向きを探すことと、胸を張った姿勢をとること、重心を移動させることが、動きのポイントです。

こんな時におすすめ

首のこりと痛み　54ページ／頭痛、頭重感　56ページ／めまい、動揺感　58ページ／耳鳴り　59ページ／のどのイガイガ感、咳込み　61ページ

図10

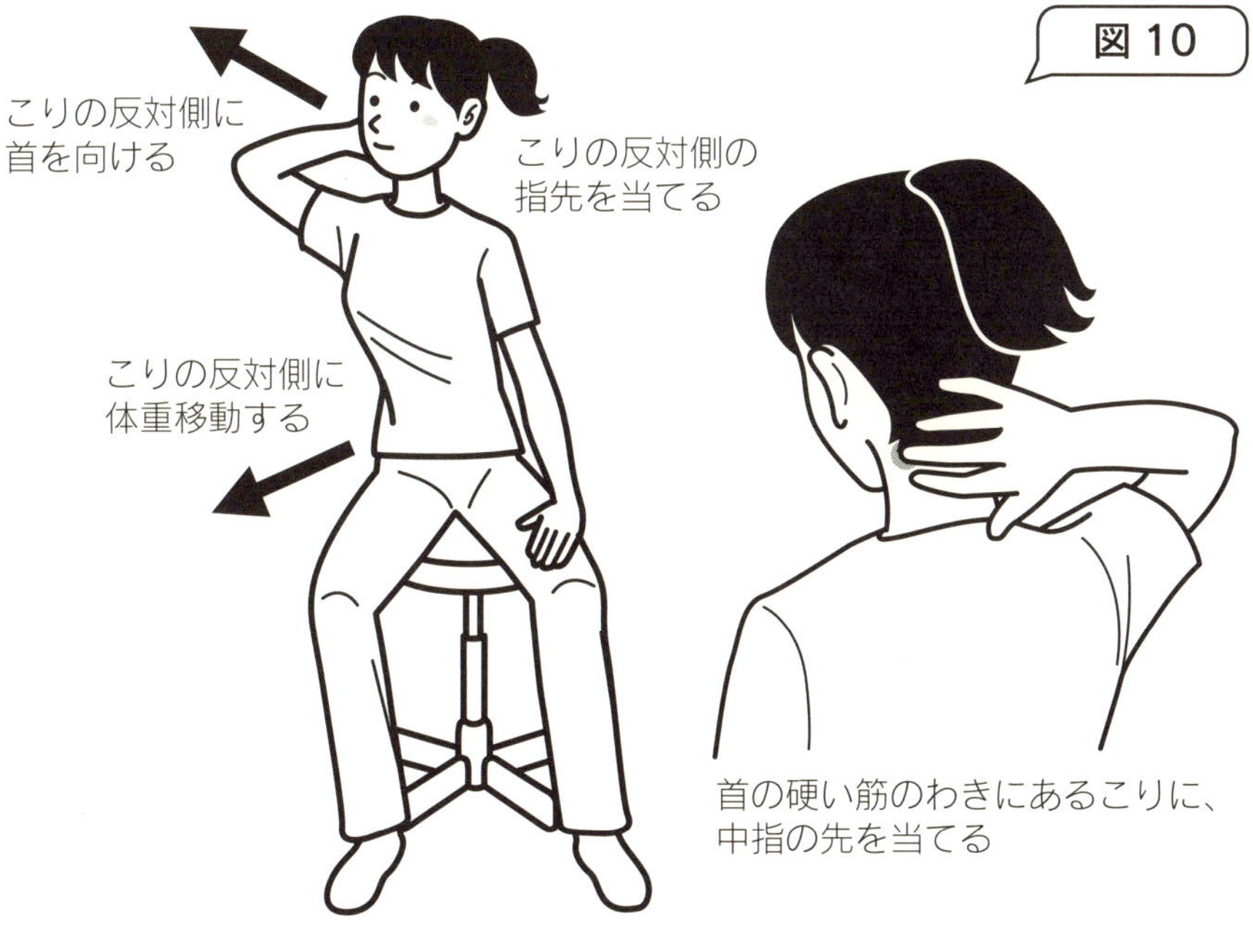
こりの反対側に
首を向ける
こりの反対側の
指先を当てる
こりの反対側に
体重移動する
首の硬い筋のわきにあるこりに、
中指の先を当てる

2 ストレッチ&マッサージで体をほぐす

緊張をゆるめる ″ストレッチ&マッサージ″

股関節や背骨がずれると、体のゆがみが元に戻りにくくなります。その原因のひとつに、いつも負担がかかっている筋肉がちぢんでいることがあります。

姿勢をゆがませないために毎日行なってほしいのは、「2-①　タテに体をゆする『天寿体操』」「2-②　円柱の上に寝て体をゆする」「2-④　股関節からひざの裏の筋肉（薄筋）のストレッチ」「2-⑤　脚の外側の筋肉のマッサージ」です。

2-①、2-②はリラックスに最適な体操で、寝る前にどちらか片方だけでも行なうのがおすすめです。ゆったりした気持ちで、全身の力を抜いた状態を作り、腰と背筋を伸ばして体を上下左右にリズミカルに揺すっていると、ゆがみが少しずつ整ってきます。

2-④、2-⑤は、股関節の中に大腿骨頭を正しい位置に収めるための体操で、曲がっていた腰を伸ばしやすくします。

2-① タテに体をゆする「天寿体操」

私の恩師、金沢明医師が考案された、体をタテにゆすり、背骨を引き伸ばす体操です。背骨同士の間隔が開いて背骨まわりの筋肉がリラックスして、ゆがみが戻ります。体がほぐれるので、寝る前の習慣にすると不眠症にも効果があります。

やり方（図11）

1　あお向けに寝て両ひざを立て、手の甲をお尻の上部に当て、お尻の下に指を敷きます。左右の尻の内側にある骨の出っぱり（仙腸関節）に、中指の付け根の関節が当たるようにすると、体をよくゆすることができます（図11右）。

足は立ててひざが基本。あぐらや、足の裏を合わせてひざを開くと、股関節や腰がよく動きま

図 11

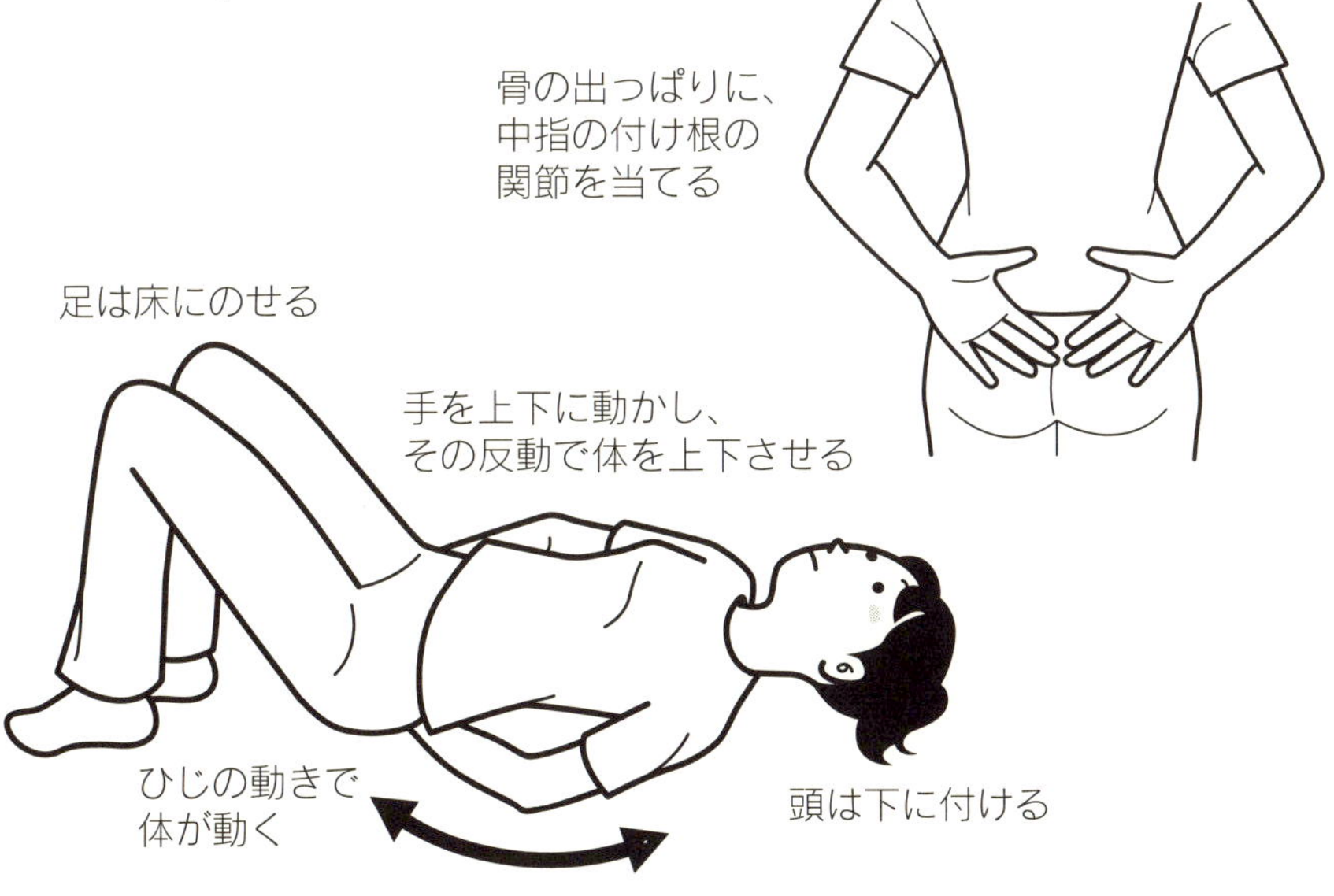
骨の出っぱりに、
中指の付け根の
関節を当てる
足は床にのせる
手を上下に動かし、
その反動で体を上下させる
ひじの動きで
体が動く
頭は下に付ける

す。

2　手のひらを床に押し付けるようにして、ひじを曲げ伸ばしながら体をタテにゆさぶります(図11左)。足は動かさないように気をつけます。最初は数㎝くらいしかゆさぶれませんが、慣れてくるにしたがって、大きく動くことができるようになります。

効果を上げる動き方

頭や背中が床にこすれるので、畳やベッド、ふとんの上でします。枕はしない方がやりやすいようです。

こんな時におすすめ

過敏性腸症候群　24ページ／肩こり　41ページ／背中のこりや痛み　42ページ／耳鳴り　59ページ

2　②円柱の上に寝て体をゆする

「2-①　天寿体操」と同じく、体がほぐれるので、寝る前の習慣にすると不眠症にも効果があります。肩をゆすって気持ちのよい方向があれば、そちらの方向により多くゆすります。さらに、左右に腰をゆする動きを加えると、腰が回旋して歩く時と同じような股関節の動きになります。上半身と下半身が逆回旋する動きになり、全身のゆがみが自然に戻ります。

じゅうたんなどを巻いた、直径約15㎝、長さ1m以上の円柱を使います。塩化ビニール製のパイプに厚手のレジャーマットを巻いて、両面テープなどで貼り合わせて作ることもできます。

やり方（図12）

1　**腰を大きくゆする：**円柱の上にあお向けになり、頭から尻までのせます。両脚はひざを立て、腰幅に開きます（図12上）。足の位置は変えずに、ひざを交互に押し出したり引き寄せたりを繰り返します。

2　**肩を大きくゆする：**両腕を上げてバンザイの姿勢をとり、中指の爪が床をするように、左右交互にめいっぱいまで伸ばします（図12下）。めいっぱい伸ばしていない方の腕は、ひじが曲がり自然に肩が下がります。首への負担や、めまいを感じる人は、頭を円柱の先に出して、枕の上にのせて行ないます。肩の力を抜き、ひじを伸ばして両腕を横に広げてゆすると、胸部と肩のストレッチになります。

3　**脚の前面をストレッチする：**円柱の上にあお向けに寝て、両ひざを立てます。片方のひざを床の方へゆっくりおろしていきます（正座する

図12

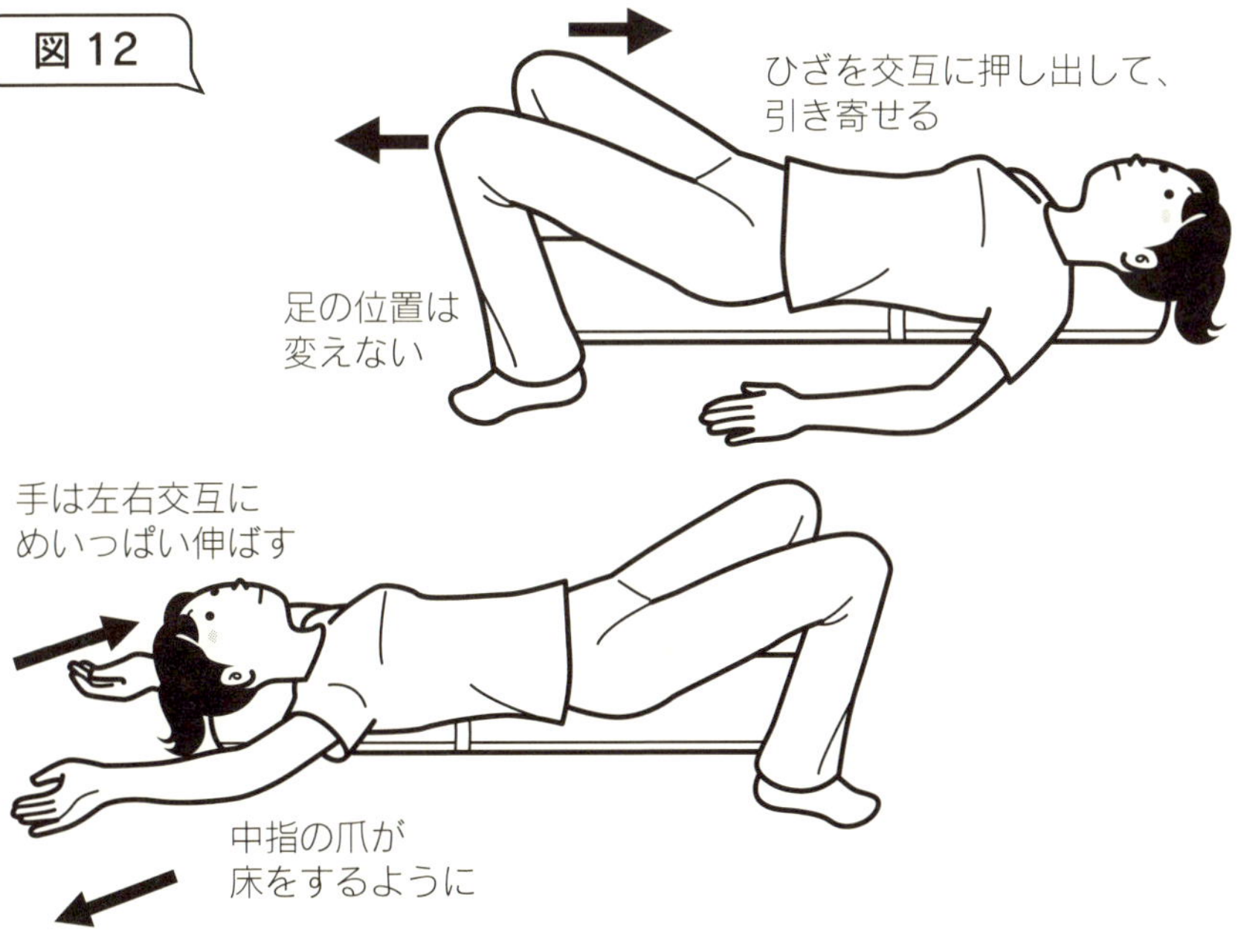
ひざを交互に押し出して、
引き寄せる
足の位置は
変えない
手は左右交互に
めいっぱい伸ばす
中指の爪が
床をするように

時のように、ひざを折り曲げる）。脚の前面（大腿、すね、足首）のストレッチになります。

4　それぞれ、10～20回（気持ちよい程度に）ゆすります。

効果を上げる動き方

毎晩10分くらい、寝る前に根気よく行なうことです。脚の前面のストレッチは、毎日無理なく伸ばしていくことで、脚、ひざ、腰などにも効果があります。

こんな時におすすめ

足の痛み　30ページ／五十肩　44ページ

コラム

ストレッチポールのつくりかた

【材　料】

レジャーマット（幅1mのものを1枚）／塩化ビニール製のパイプ（内径3㎝のものを1m分）／両面テープ（幅1.5㎝のものを6m分）／透明のテープ（幅5㎝くらい）

【作りかた】

1　パイプに両面テープを、タテ2本貼る。

2　レジャーマットにパイプを巻き込んでいく。途中で、レジャーマットに2カ所くらい、両面テープを貼る。両端がずれないように気をつける。

3　巻き終わった端を両面テープで固定する。最後に、ストレッチポールの表面を、透明のテープで数カ所固定すると、よりマットがはがれにくい。

2
③ 脚の大きな筋肉のストレッチ

脚や腰のゆがみの矯正に効果があります。老人は筋力が弱って猫背になり、腰が丸く曲がって前かがみになっています。バランスをとるため、股関節や、ひざと脚の関節を曲げているため、脚の大きな筋肉はほとんど、ちぢんで硬くなっています。背中や腰を伸ばした良い姿勢になるには、脚の大きな筋肉をストレッチして伸ばすことが欠かせません。

　脚についている大きな筋肉には、1つの筋肉が脚、ひざ、股の関節のうちの、2つの関節をまたいで付く、〝2関節筋〟が多いという特徴があります。したがって、筋肉の緊張がアンバランスになると、これらの関節の動きが大きく偏って、脚や腰をゆがめてしまいます。

やり方（図13）

ねらいは、大腿の裏側にあるハムストリング筋です。腰やひざを伸ばすことができます。

1　**太ももの裏側のストレッチ**：床にひざを伸ばして座ります。片方のひざを曲げて倒し、もう片方の脚のひざ横に付けます。

2　脚を伸ばしている側の手で足の裏の外側に指をかけ、手前に引きます。これで足の裏が内側へ向きがちな足の向きを正しい位置にできます。もう片方の手は伸ばした脚のひざを押さえ、そのひざが浮いたり、ひざ頭が外側を向かないように手で押さえます。

3　上体を倒しながら、1分くらいかけて太ももの裏側をゆっくり伸ばします。

やり方（図14）

ねらいは太ももの内側の内転筋です。股関節を外へ開いて、脚を後ろへ伸ばしやすくします。

1　太ももの内側のストレッチ：床にお尻をつけ、両脚をできるだけ広げて足首を直角に立てます。両手を床に付き、無理をしない程度に前屈します。

2　そのままの姿勢で、ゆっくり呼吸しながら数秒間かけてストレッチします。4、5回繰り返します。

やり方（図15）

このストレッチをすることで、脚関節とひざの裏側を伸ばし、ねじれを治します。階段などの段差に、足裏3分の1程度をのせ、かかとを下げます。

アキレス腱とふくらはぎのストレッチ：ゆっくりかかとを上げ、親指側で爪先立ちします。10回程度繰り返します。

やり方（図16）

ひざを曲げている側の、脚の前面の（大腿、す

図13

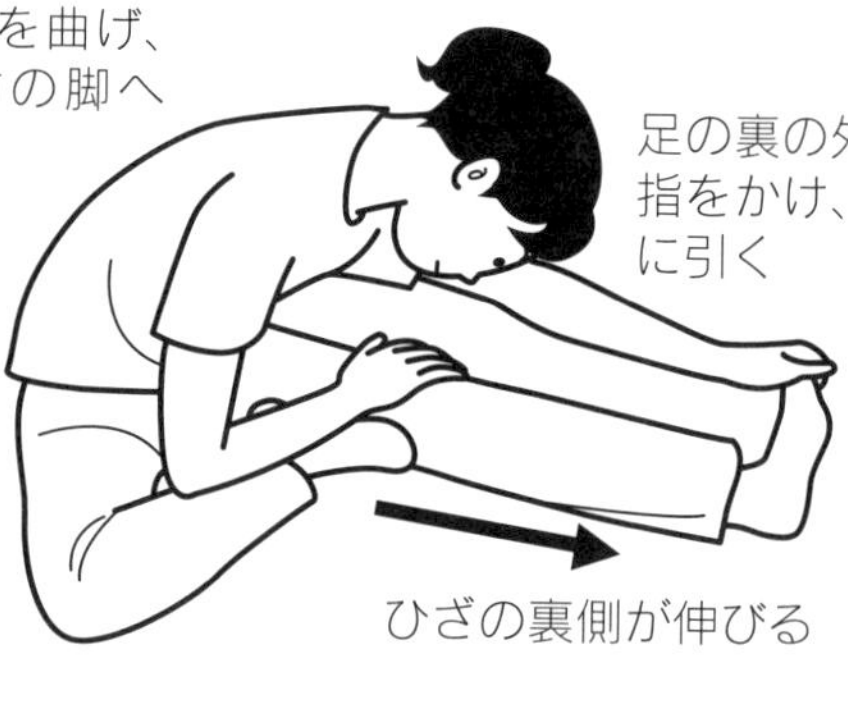
一方のひざを曲げ、
伸ばした方の脚へ
上体を倒す
足の裏の外側に
指をかけ、手前
に引く
手で、伸ばした方の
ひざを押さえる
ひざの裏側が伸びる

図14

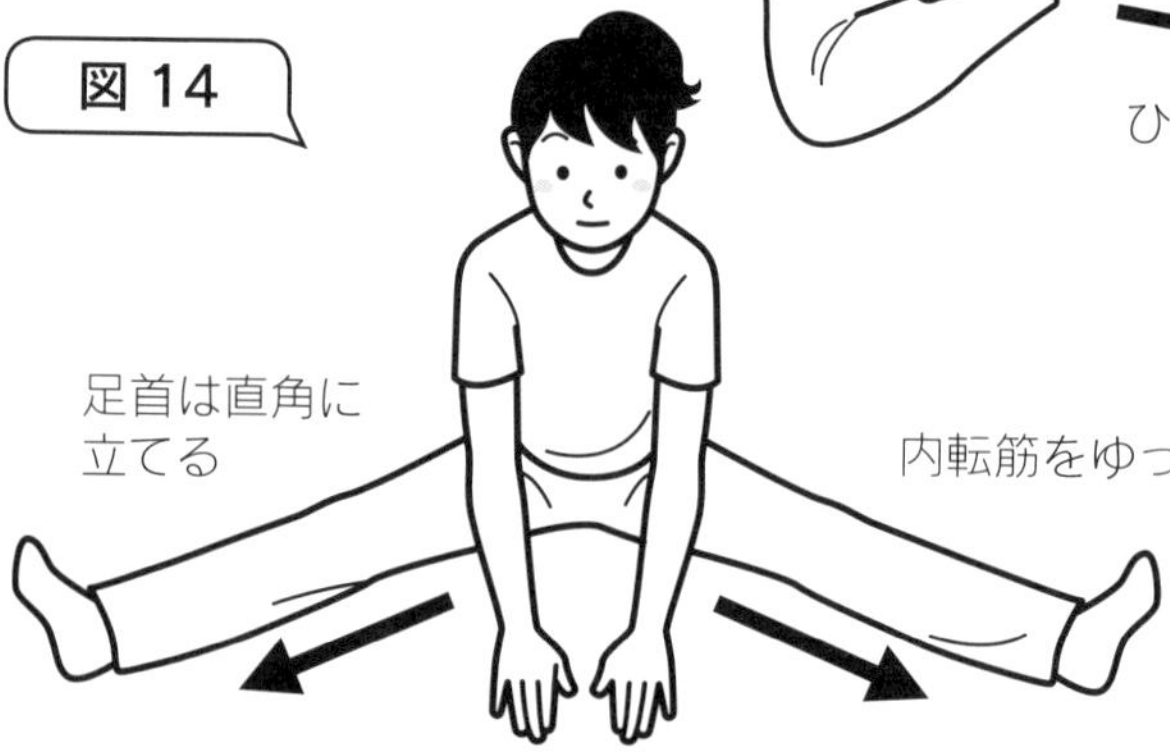
足首は直角に
立てる
内転筋をゆっくり伸ばす

ね、足首の）ストレッチになります。

1　大腿と下腿の前面のストレッチ：両脚を伸ばして座わります。片方のひざを曲げ、爪先をお尻の下に引き寄せます。

2　ひざを伸ばしている側のひじを床に付け、上半身を起こして半身の姿勢をとります。

3　無理なくできる人は、両脚同時にストレッチします。正座した状態でひざから下の脚を少しだけ開いて、お尻が直接床に付くようにします。手を後ろに付き、ひじも付けて、最後は頭や背中も床に付けます。

効果を上げる動き方

床の上でストレッチをする時は、腰を立ててあごを引き、背筋を伸ばした姿勢のまま前屈するようにします。ひざが痛いと感じた時は、行なわないでください。筋肉がストレッチされる痛みでも、「筋肉が伸びたな」と思ったところで止め、「痛気持ちいい」状態を過ぎた時は中止します。

図15

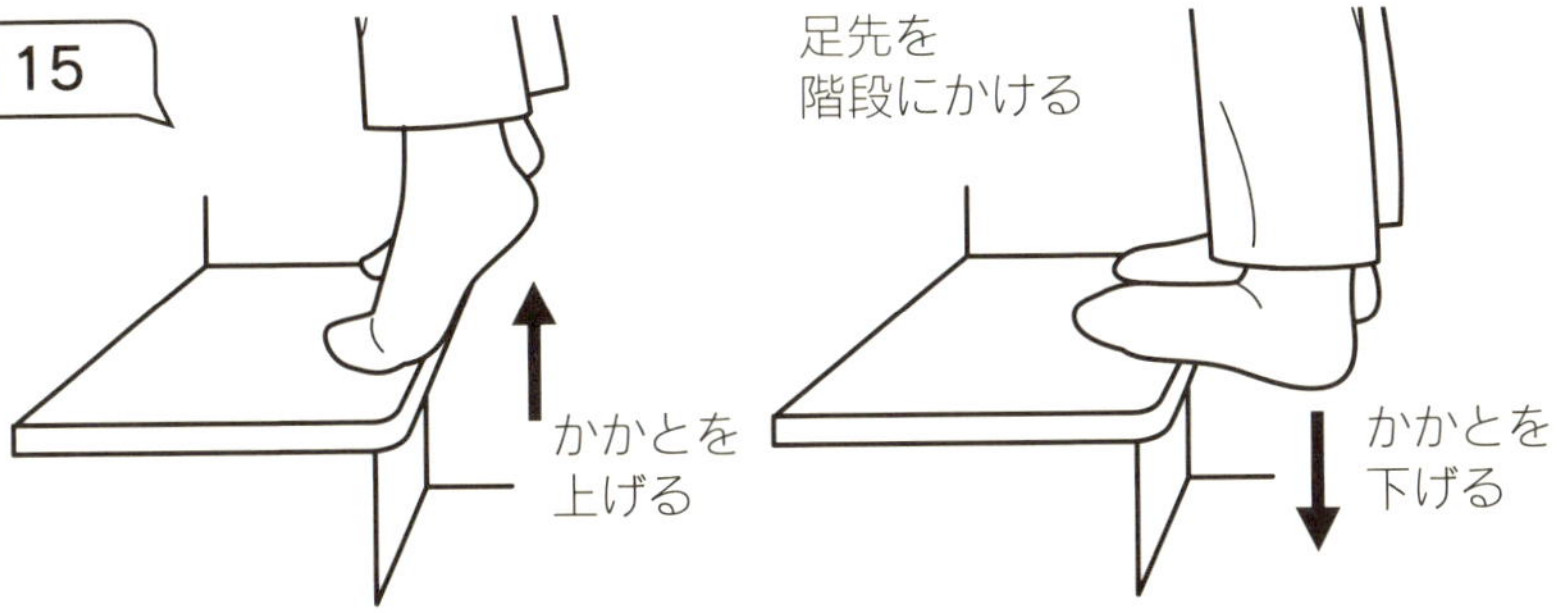
足先を
階段にかける
かかとを
上げる
かかとを
下げる

図16

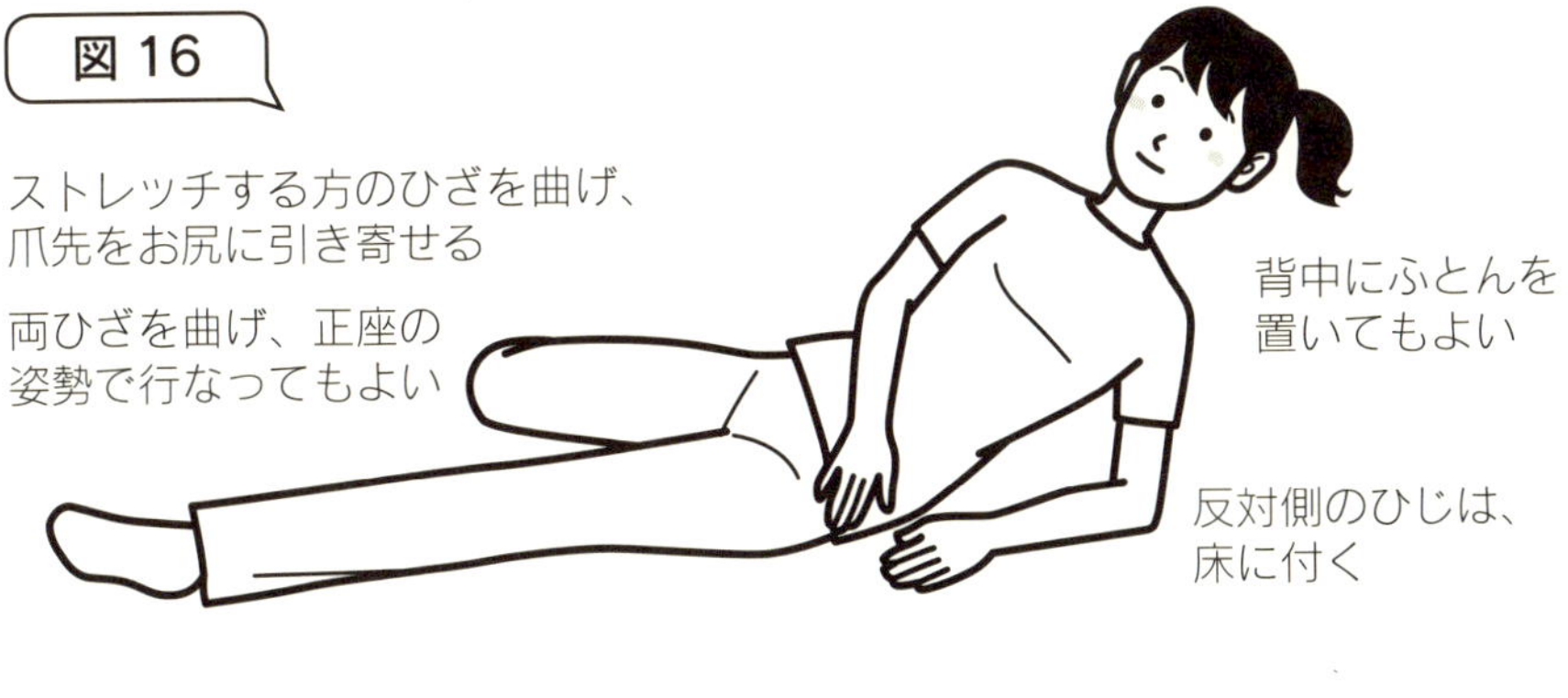
ストレッチする方のひざを曲げ、
爪先をお尻に引き寄せる
両ひざを曲げ、正座の
姿勢で行なってもよい
背中にふとんを
置いてもよい
反対側のひじは、
床に付く

こんな時におすすめ

腰の中央の腰痛　19ページ／股関節の痛み　23ページ／過敏性腸症候群　24ページ／ひざの痛み　28ページ／足の痛み　30ページ／首のこりと痛み　54ページ

2-④ 股関節からひざの裏の筋肉（薄筋）のストレッチ

股関節やひざのゆがみ、腰から体幹全体のゆがみの矯正に効果があります。この体操は、相撲の〝股割り〟を片脚ずつ行なっているのと同じです。相撲界では、入門してきた新人全員に股割りをさせます。股関節の中で、大腿骨頭を正しい位置に落ち着かせるためです。股関節がずれた状態でけいこをすると、けがをしやすいことを経験的に知っており、本格的に鍛える前に股割りをさせるのです。

薄筋は、骨盤の一部（恥骨）からひざ下の骨（脛骨）の内側まで伸びる筋肉です。薄筋が縮むと脚は内側にねじれて、股関節がずれます。ひざも少し曲がってO脚のようになってしまいます。

やり方（図17）

1 床の上でする場合は、股を精いっぱい広げて床に座ります。片方の脚のひざを曲げて外側へ倒し、ストレッチする方の太ももの内側に足の裏を付けます。

硬めのベッドや長いすに腰かける場合は、ストレッチする方の脚だけを座面におき、股を広げます。

2 ストレッチする方のひざを伸ばし、爪先を立てます。腰を伸ばしてひざを曲げた方に腰をひねり、手を後ろの方について、ストレッチする方の腰を少し反り気味にします。

3　そのままの姿勢で、曲げたひざの方に上体を少し傾けます。ストレッチする方のひざとお尻が少し浮き、ひざから股にかけて内側の筋がピンと張るのを意識します。

4　張った筋を押すと痛い場合は、筋肉がちぢんでいるので、指先でマッサージしながら伸ばします。

効果を上げる動き方

やり方の3で「上体を少し傾け」る時に、曲げたひざの側の肩を後ろに少し引くと、より薄筋がストレッチされます。

こんな時におすすめ

お尻にかけて痛む腰痛　21ページ／股関節の痛み　23ページ／足の痛み　30ページ／首のこりと痛み　54ページ／めまい、動揺感　58ページ

図 17

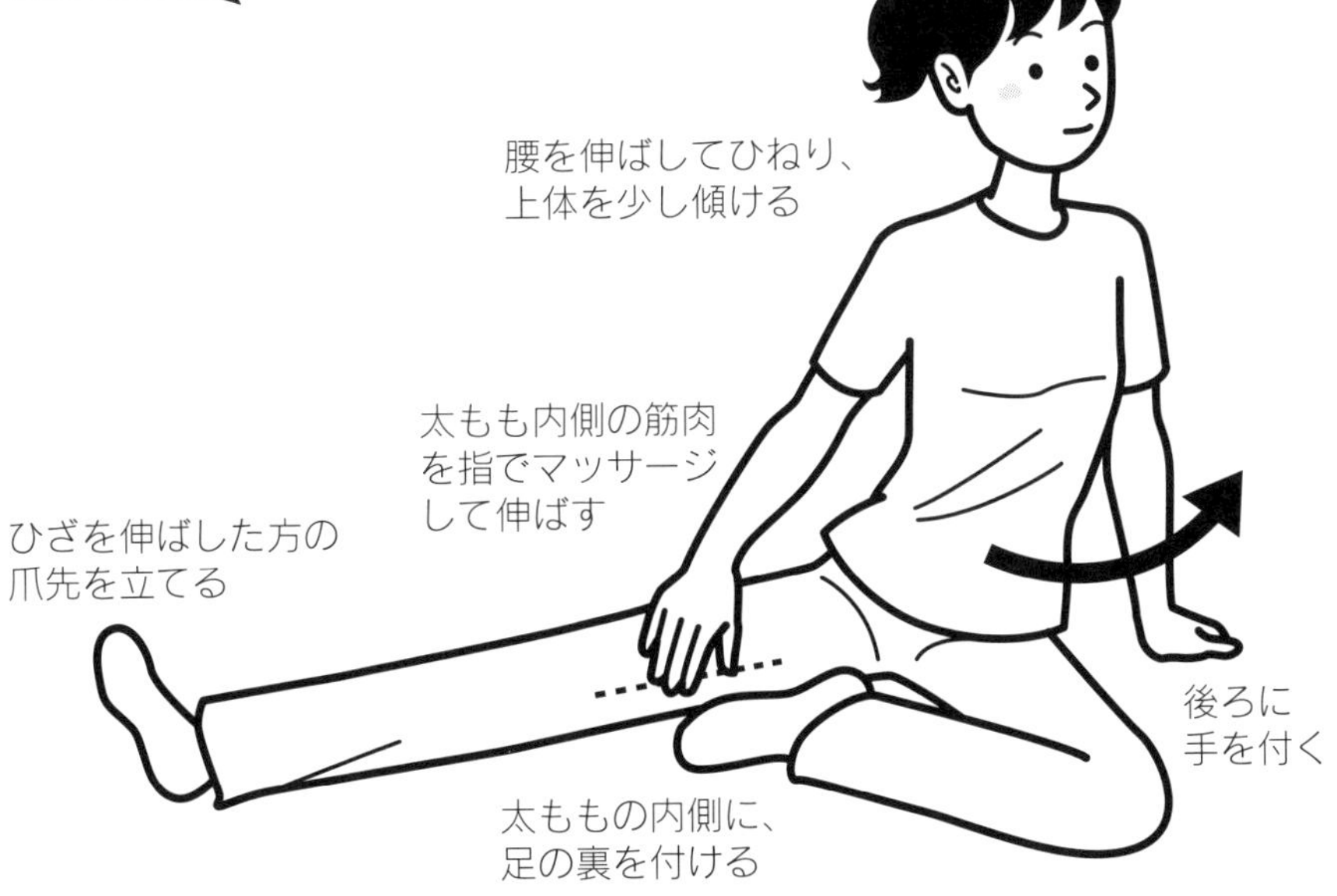
腰を伸ばしてひねり、
上体を少し傾ける
太もも内側の筋肉
を指でマッサージ
して伸ばす
ひざを伸ばした方の
爪先を立てる
後ろに
手を付く
太ももの内側に、
足の裏を付ける

2 ⑤ 脚の外側の筋肉のマッサージ

股関節やひざのゆがみ、腰から体幹全体のゆがみの矯正に効果があります。

「2－④　股関節からひざの裏の筋肉（薄筋）のストレッチ」は、大腿の内側の筋肉を伸ばしましたが、この体操は大腿の外側の筋肉をマッサージして緊張をほぐします。

大腿の内側と外側の筋肉は、どちらも骨盤からひざ下の骨（脛骨）まで伸びており、これらの筋肉がちぢむと股関節やひざのゆがみにつながります。

やり方（図18右）

1　**腰骨の下付近：**床の上でする場合は、股を精いっぱい広げて床に座ります。片方の脚のひざを曲げて外側へ倒し、マッサージする方の太ももの内側に足の裏を付けます。

硬めのベッドや長いすに腰かける場合は、マッサージする方の脚だけを座面におき、股を広げます。

2　マッサージする方のひざを伸ばし、爪先を立てます。腰を伸ばし、ひざを曲げた方に腰をひねり、マッサージする方の腰を少し反り気味にします。

3　そのままの姿勢で、曲げたひざの方に上体を少し傾けます。

4　腰骨のすぐ下あたりを強く押して、痛い場所を見つけます。痛い場所を握りこぶしや親指などで強くもみます。最初は痛いですが、もみ続けていると痛みがやわらいできます。

やり方（図18左）

1　**外くるぶしからひざの外側：**ベッドの端などに座り、ベッドの上に片方の脚を上げ、足先を外側へ向け、かかとをお尻の外側に寄せます。

2　外くるぶしからひざの外側までの骨（腓骨）の周辺をマッサージします。

効果を上げる動き方

押して痛い場所は、脚の外側の筋肉が骨盤に付いている場所です。マッサージする方の腰を反り、上体を反対側へひねる姿勢をとることで、股関節のゆがみを戻しやすくなります。

こんな時におすすめ

お尻にかけて痛む腰痛　21ページ／股関節の痛み　23ページ／ひざの痛み　28ページ／足の痛み　30ページ／首のこりと痛み　54ページ／めまい、動揺感　58ページ

図 18

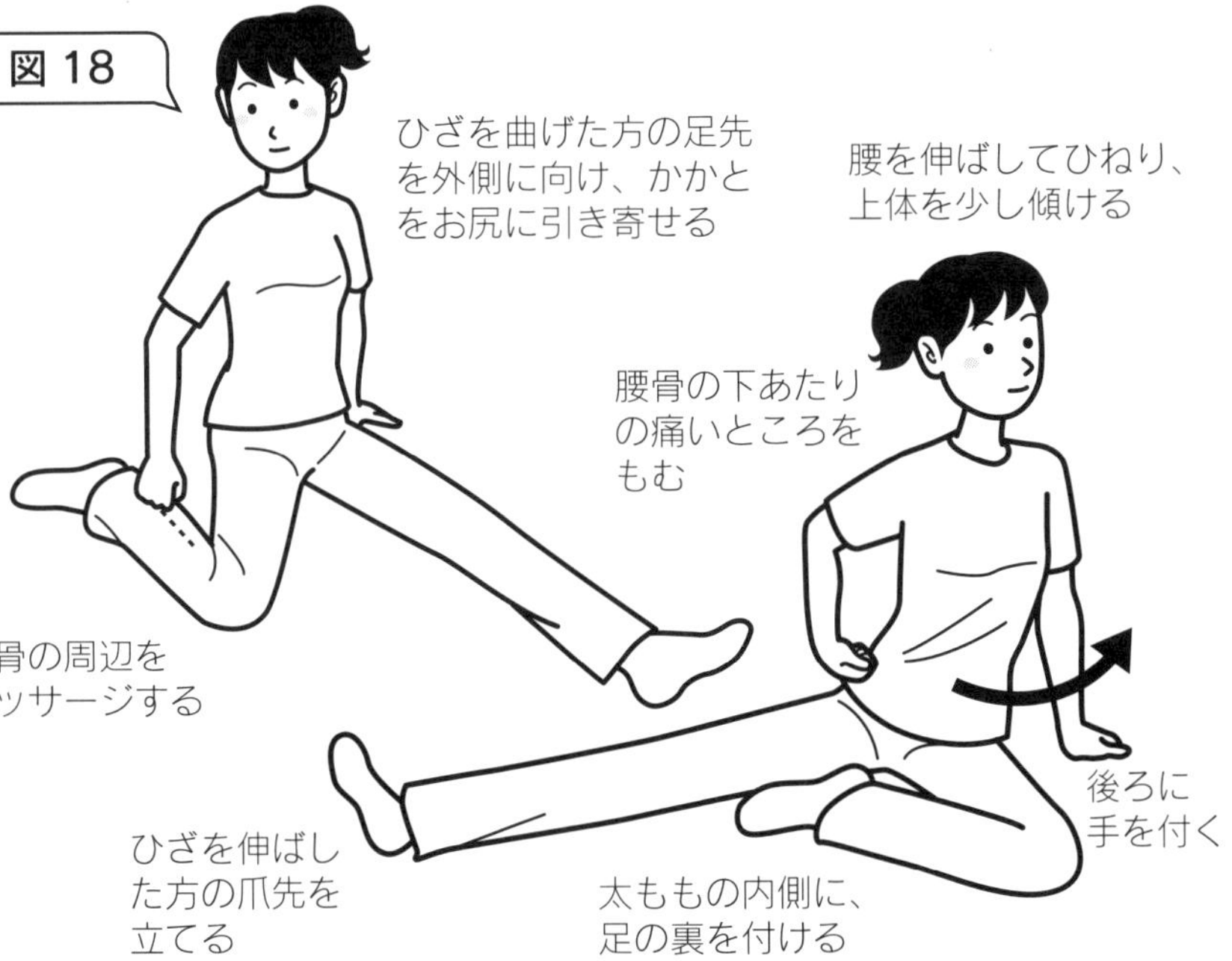
ひざを曲げた方の足先を外側に向け、かかとをお尻に引き寄せる
腰を伸ばしてひねり、上体を少し傾ける
腰骨の下あたりの痛いところをもむ
腓骨の周辺をマッサージする
後ろに手を付く
ひざを伸ばした方の爪先を立てる
太ももの内側に、足の裏を付ける

②⑥ もんで・回して足のゆがみを治す

足は、小さな骨が組み合わさってアーチ構造をつくっています。足を構成する骨の間がずれてアーチがくずれると、足の3カ所に痛みが出ることはすでに述べました（30ページ参照）。足の変形は、ひざ、脚全体、腰のゆがみの元になります。これを矯正することで痛みがやわらぎ、歩き方も正常に近付いて、ひざや腰にもよい影響を与えます。

体操はすべて、いすに座って足を反対側のひざにのせて行ないます。指を広げて足首回しは、足首と足の骨組のゆがみを治す効果があります。爪先曲げは、指を曲げる筋肉をゆるめ、指を伸ばす筋肉をストレッチします。親指つまみと土踏まずマッサージは、外反母趾の矯正に効果があります。

図 19

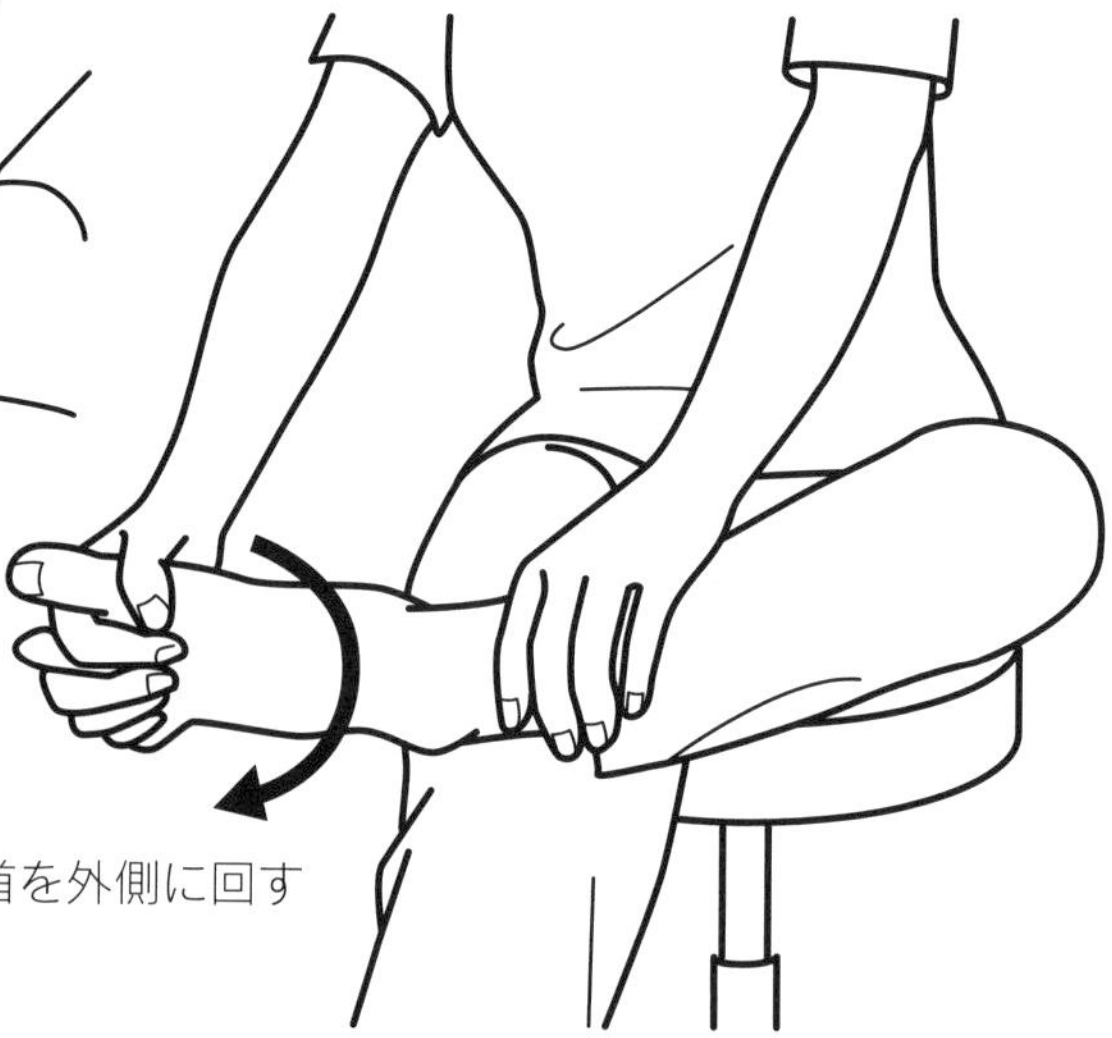
手の指を足の指の
間に入れる
足首を外側に回す

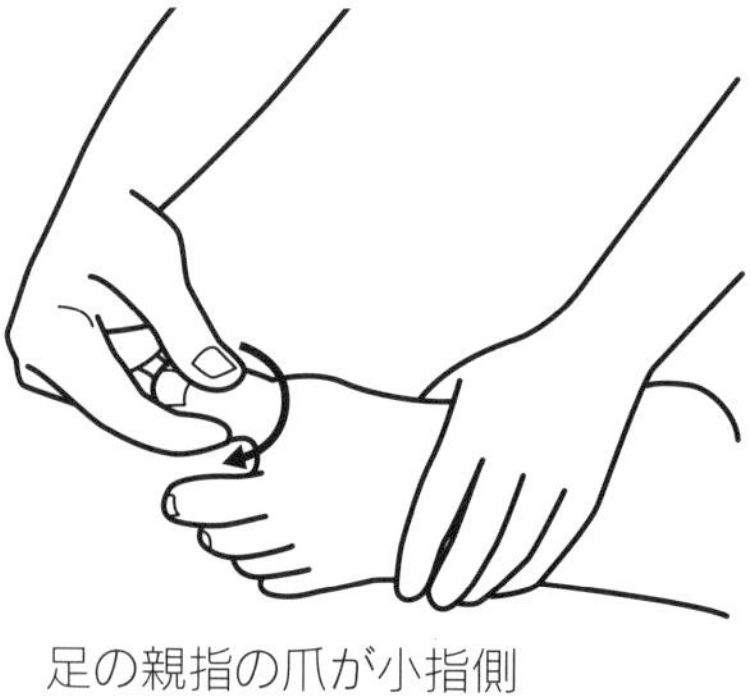
足の親指の爪が小指側
を向くように、ひねって
ひっぱる

図 20

やり方（図19〜22）

1　指を広げて足首回し：手の指を足の指の間に入れ、足首を外側にゆっくりと20回ほど回します。足の親指の付け根を手の親指の先で押し上げながらすると、親指の根元も矯正できます（図19）。

2　親指つまみ：足の親指を手の指でつまんで、足の親指の爪が小指側を向くようにひねって、ひっぱります。10回ほど繰り返します（図20）。

3　土踏まずマッサージ：土踏まずの内側の筋肉（親指を曲げる筋肉）を、手の親指でマッサージします（図21）。

4　爪先曲げ：手の腹を使って、足の指を内側に10秒ほど曲げます。数回行ないます。足指でジャンケンをするように、グー（指をぎゅっと曲げる）、パー（指を広げる）のも効果的です。数十回繰り返します。夜、床の中で脚を伸ばしてもできます（図22）。

図21

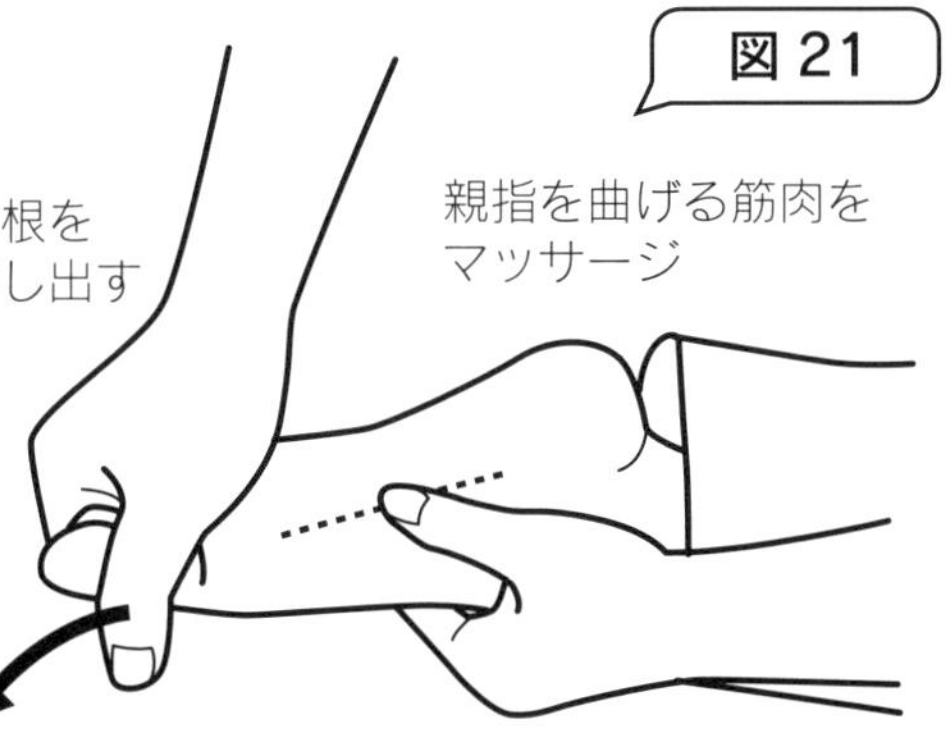
親指を曲げる筋肉をマッサージ
親指の付け根を外向きに押し出す

図22

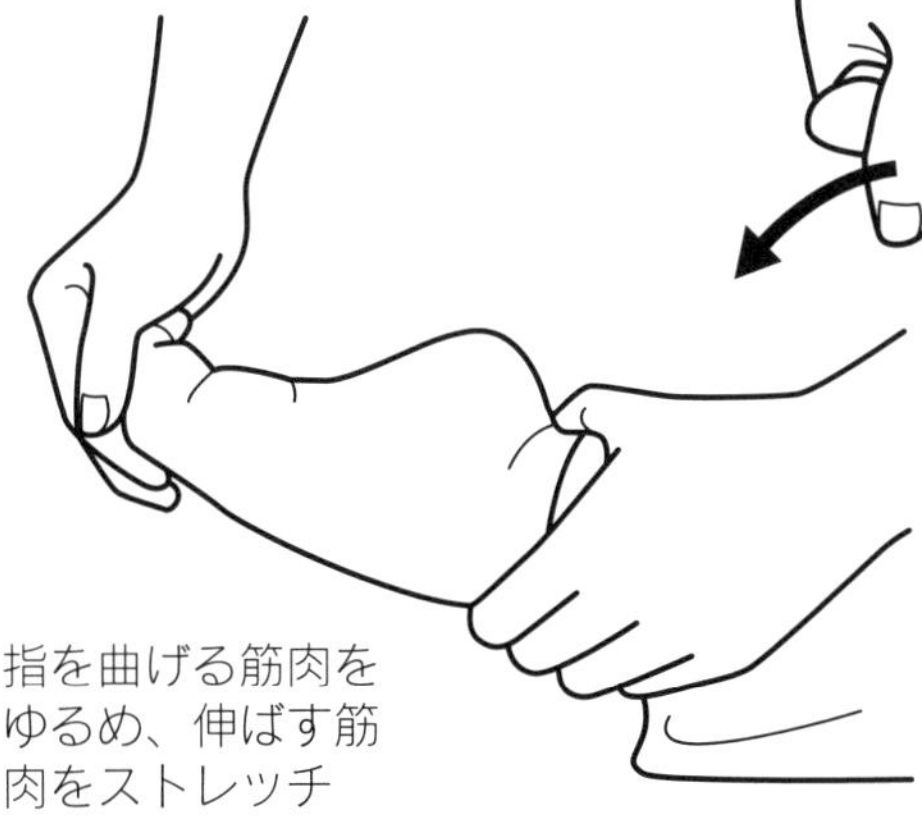
指を曲げる筋肉をゆるめ、伸ばす筋肉をストレッチ

効果を上げる動き方

足のアーチがくずれて内返しの状態になることが多く（30ページ参照）、特に足先の方の横アーチが扁平になっているのをイメージしながら、矯正を行ないます。

外反母趾がひどくなると、親指がねじれて人差し指の方にのり上げてきます。「親指つまみ」では、ねじれと反対側の方（足の親指の爪が小指側を向く方）にひねるようにします。

こんな時におすすめ

ひざの痛み　28ページ／足の痛み　30ページ

2 ⑦胸腰移行部の指圧

胸腰移行部は、女性だとブラジャーの下あたりで、後ろに回した手を背中に沿って上げてゆき、やっと届くところです。この部分は体幹の中で最もねじれやすく、前にも曲がりやすくなっています。

この部分が曲ってねじれると、背骨まわりの筋肉が硬くなって鈍痛や不快感を覚えます。倦怠感やうつ状態に発展することもあります（34ページ参照）。

この部分の緊張した筋肉を、指圧によりゆるめる方法です。ゴルフボールのように丸くて硬いもので指圧しますが、指圧器を使うと圧力がかけやすく、便利です。「中山式指圧器」として販売されているものがおすすめです。

やり方（図23）

あお向けになり、胸腰移行部の背骨の両側にある盛り上がった筋肉（緊張しているところ）に、指圧器をあてがいます。2～3分続けると筋肉がゆるみます。

効果を上げる動き方

指圧器の上にのると自分の体重がかかって圧力が加わり、指圧と同じ効果があります。指圧器でおさえて気持ちのよい場所、当てる方向を工夫してください。

こんな時におすすめ

息苦しい、ため息が出る　35ページ／胃の痛み、胃もたれ、胸やけ　36ページ

図23

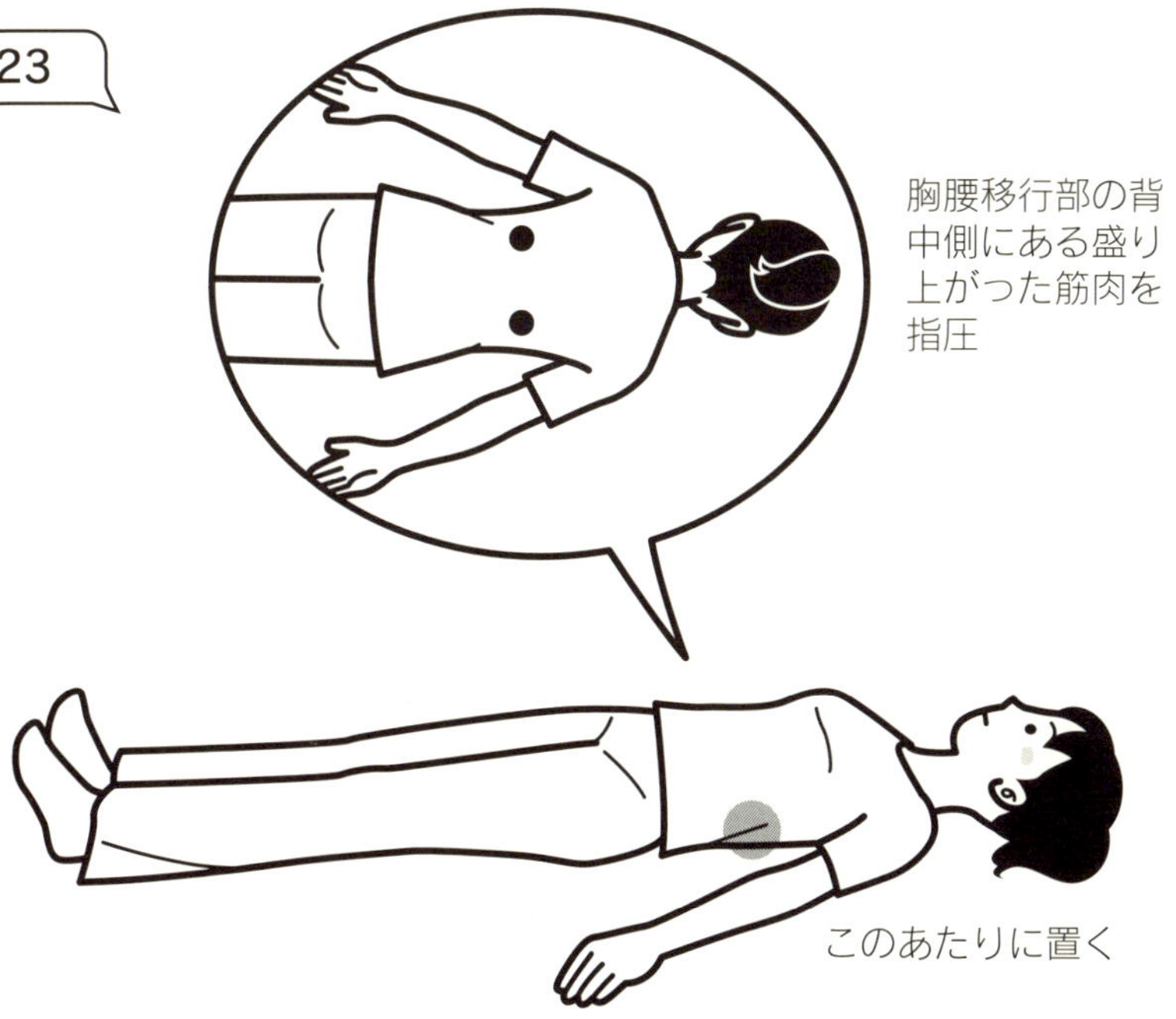
胸腰移行部の背中側にある盛り上がった筋肉を指圧
このあたりに置く

2 ⑧ 手首と前腕のストレッチ

ひじと手首のちぢみや、前腕の内側へのねじれを戻す体操です。腕のゆがみは肩や首のゆがみにつながるので、肩、首の不調にも効果があります。パソコンや書き物、手芸など手先を使う作業を長い時間続けると、肩、ひじ、手首のすべてが内旋した状態になります。すると手首とひじの間の2本の骨（橈骨と尺骨）に、ねじれが蓄積されてしまうことはすでに述べました（46ページ参照）。

「手首と前腕のストレッチ」は橈骨と尺骨の間に張られた靭帯をゆるめるストレッチ、「腕の内ねじり」は前腕の内旋を戻すストレッチです。

やり方（図24）

1 **手首と前腕のストレッチ：**片方の手を前に出し、ひじを伸ばして手のひらを上に向けます。

2 反対の手で、親指以外の4本の指をつかみ手前に反らします（図24右）。

3 腕全体を外向きにゆっくり回しながら引いている手を引き寄せ、前腕の外側前面を引き伸ばし、親指が真下を向くようにストレッチします（図24左）。

やり方（図25）

1 **腕の内ねじり：**痛い方の腕だけ行ないます。

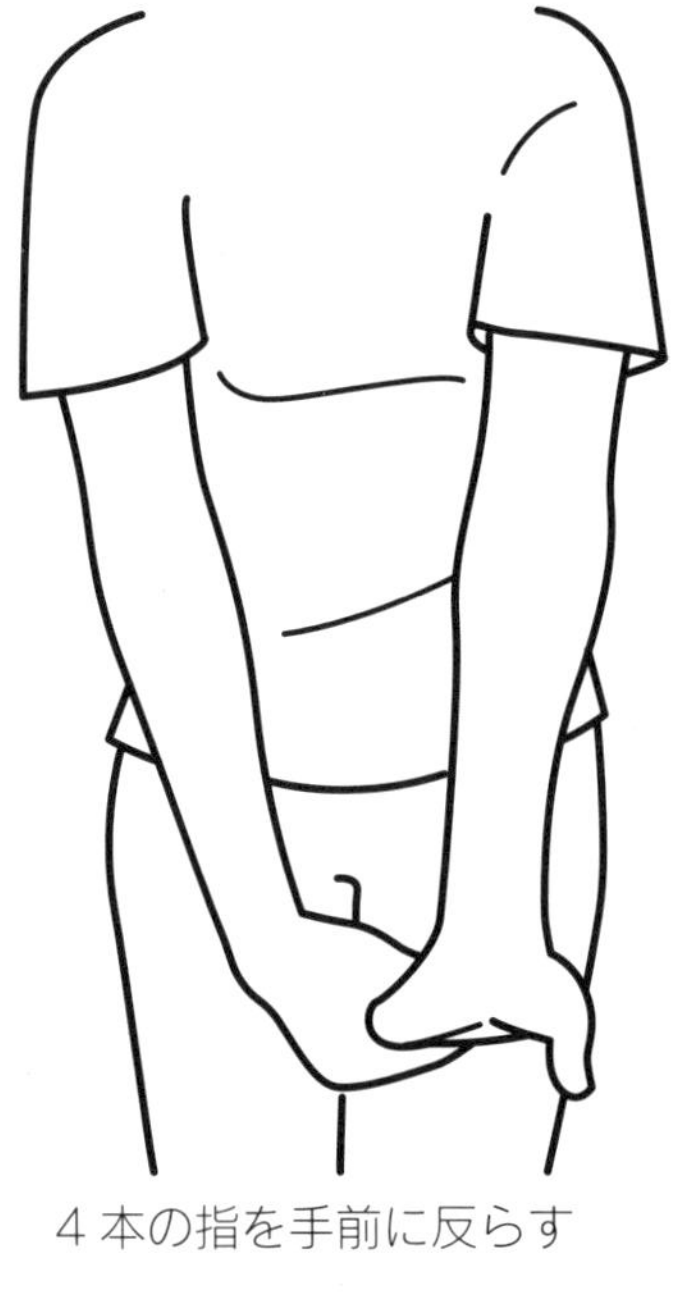

4本の指を手前に反らす

いすに両ひざを軽く開いて座り、痛い方の腕の手のひらを上に向け軽く前に出します。

2　もう片方の手を、上から重ねます。お互いの親指の付け根の盛り上がり（母指球）が重なるようにして、握ります。

3　痛い方の腕を内側にねじります。その際、握っている方（痛くない方）の手の親指に力を入れ、手首を固定するよう意識します。ねじっている腕のひじは自然に上がってくるので、3、4秒間力を入れ、その後一気に力を抜きます。

効果を上げる動き方

「手首と前腕のストレッチ」の3まで行なったところで、さらに親指を外側にひねるようにすると、前腕の内旋を戻すだけでなく、上腕までゆっくりストレッチすることができます。手首を固定して「腕の内ねじり」でも、上腕まで効かせることを意識しながらねじってください。

図24

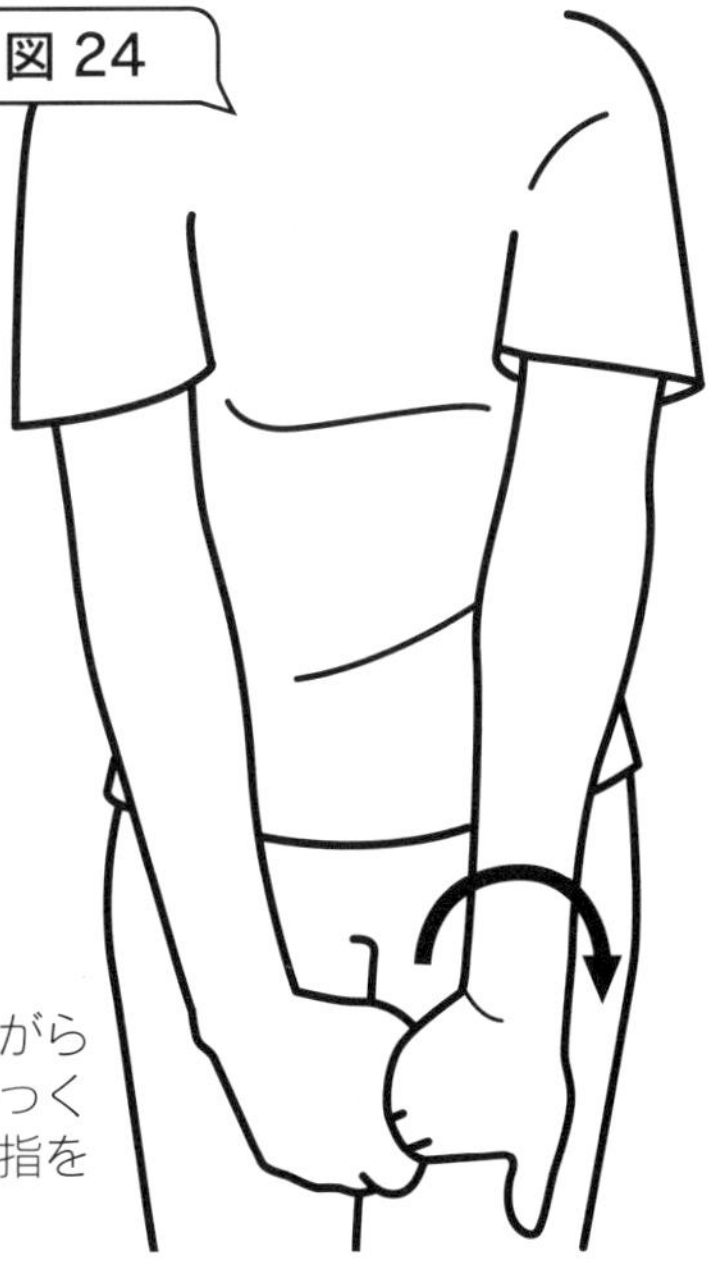
指を引きながら
外向きにゆっく
り回し、親指を
下に向ける

図25

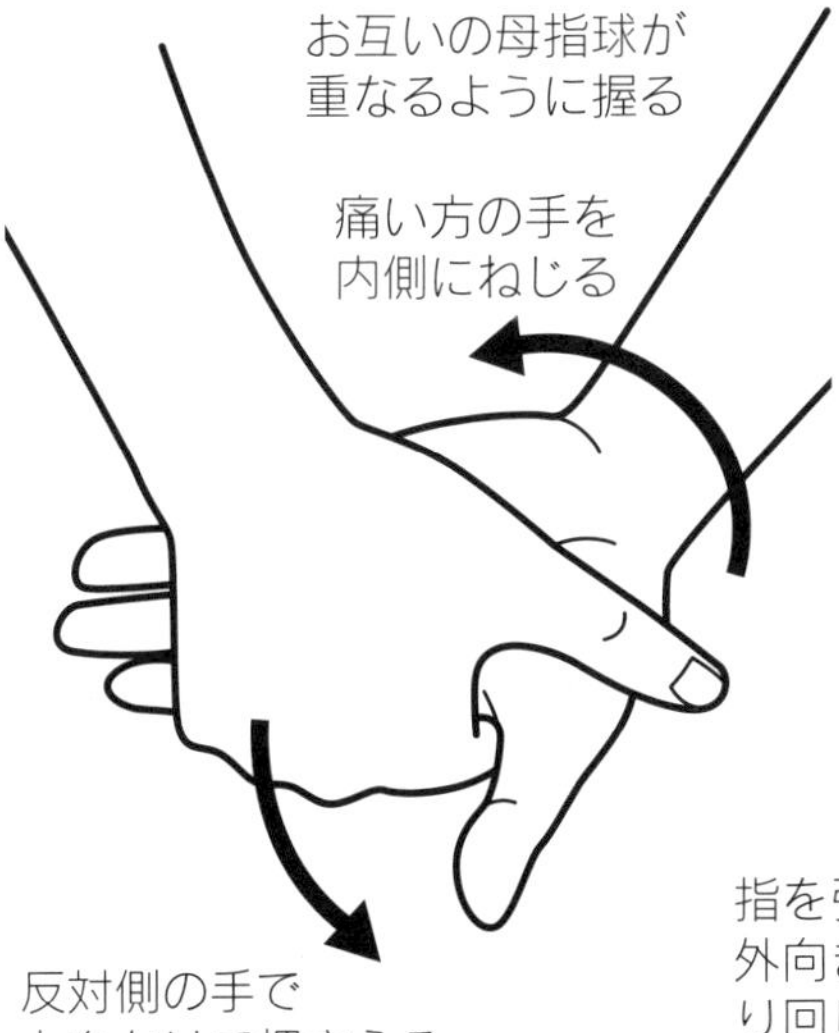
お互いの母指球が
重なるように握る
痛い方の手を
内側にねじる
反対側の手で
力をかけて押さえる

こんな時におすすめ

五十肩　44ページ／手のしびれ　50ページ

② ⑨ 手のひらの骨のゆがみを治す

手のひらにある8つの小さな手根骨は、手首のゆがみや手の使い方によって、配列がゆがんで痛みが出ることはすでに述べました（50ページ参照）。このゆがみをとって、手根骨の配列を整える体操です。

「2個のゴルフボール回し」は手首や手根骨の配列を整えます。「相撲の仕切り手」は、しゃがみ込んで地面につける必要はなく、机の上でできます。

図 26

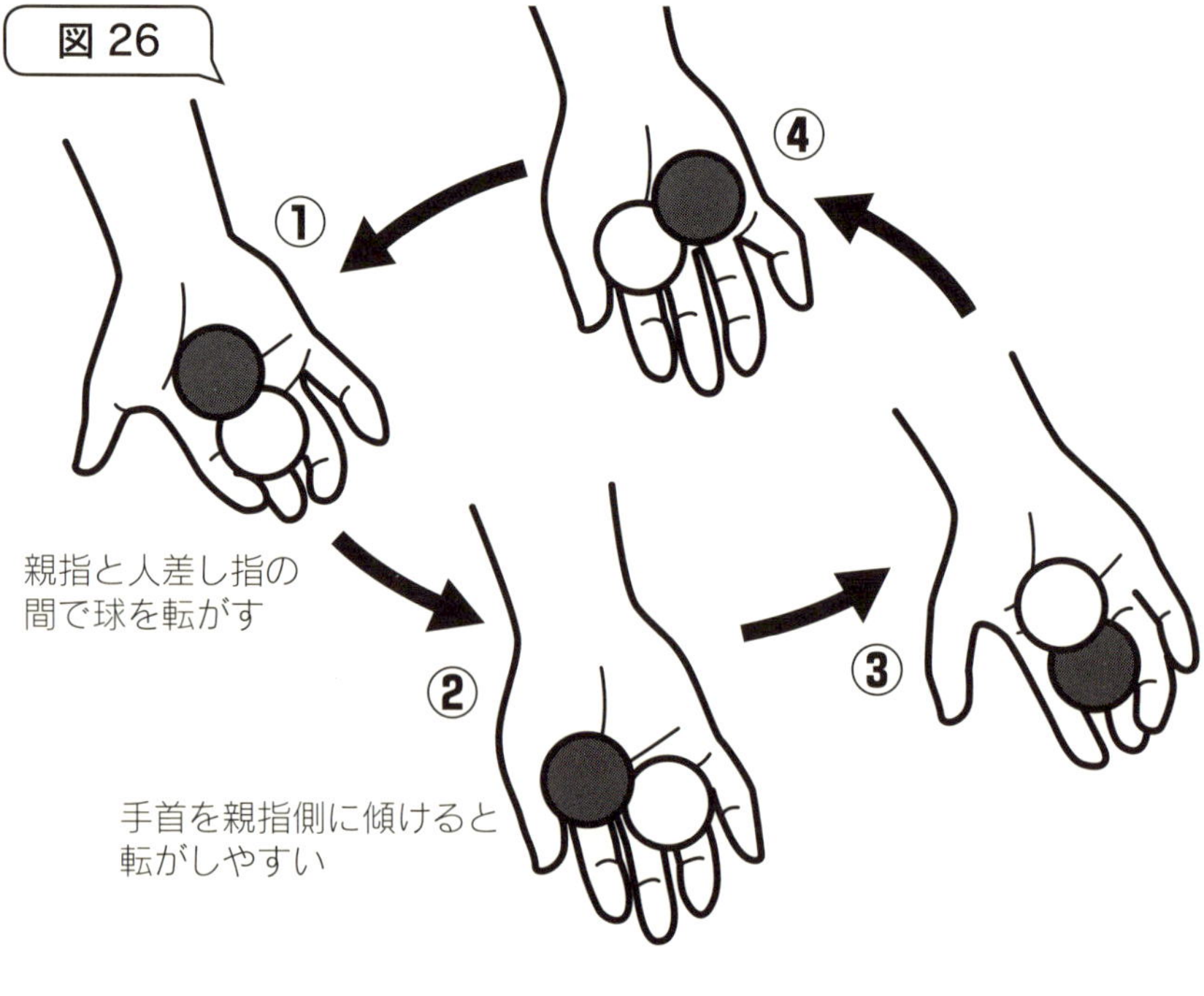
①
②
③
④
親指と人差し指の間で球を転がす
手首を親指側に傾けると転がしやすい

やり方（図26）

1 2個のゴルフボール回し：広げた手のひらの上に2個のゴルフボールを置きます。

2 ゴルフボールを、手首↓人差し指の付け根↓小指の付け根↓手首の方向に向けて回します。つまり、右手は反時計回りに、左手は時計回りに回します。

3 20回くらい回します。習慣づけるとスムースにできるようになり、手根骨や手首の位置が整います。これを難しく感じる人は、手首や手根骨の位置がねじれている可能性があります。

やり方（図27）

1 相撲の仕切り手：軽くこぶしを握り、親指を立てます。

2 こぶしを机に押しつけます。親指以外の指の、手の甲側の骨の根元を付ける要領です。この時、手首を体の手前に倒し、体重は小指と薬指にかけます。

3 1分間くらい体重をかけながら、時々、小指と薬指の握りを強くします。

4 1日2、3回繰り返すと、手根骨の配列が整って小指側の握りが強くなり、指関節のトラブルが解消します。

図27

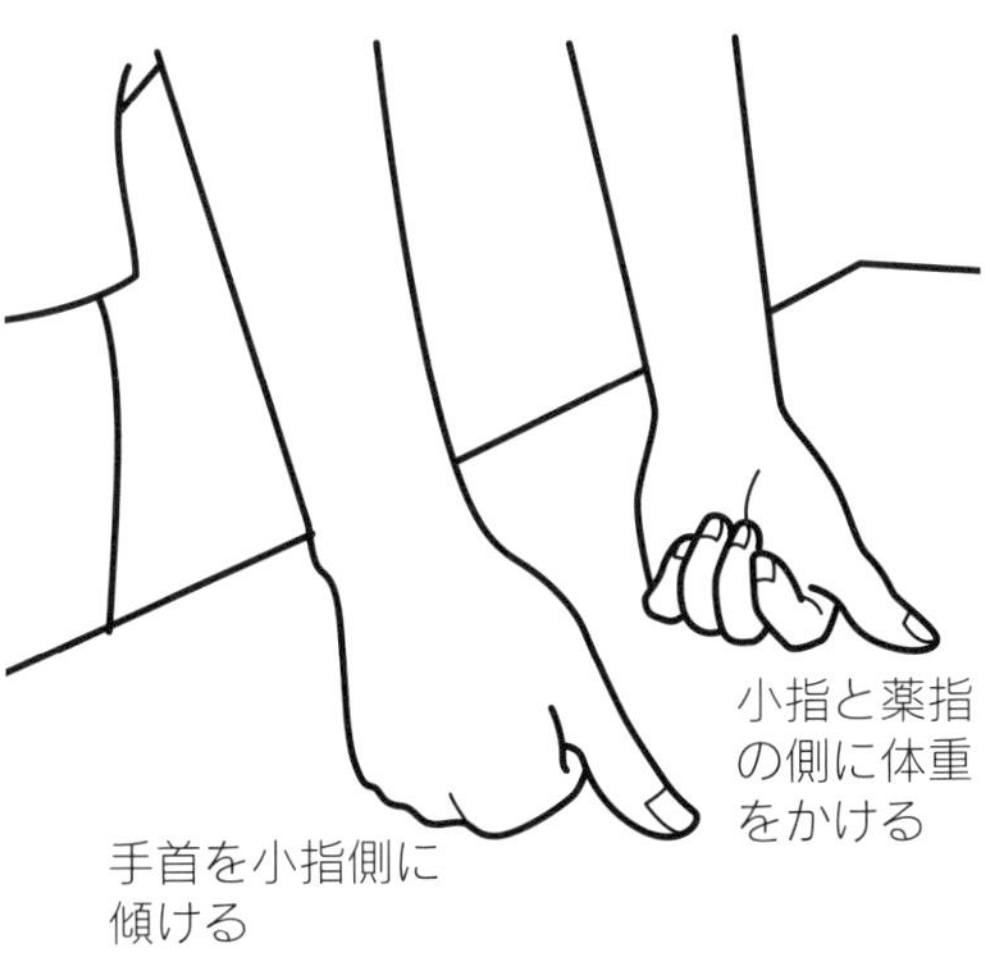
小指と薬指の側に体重をかける
手首を小指側に傾ける

効果を上げる動き方

「2個のゴルフボール回し」も「相撲の仕切り手」も、ひじをわきに付け、わきを締めた動作で行なう方が、効果が上がります。

ゴルフボールをうまく回すには、手のひらを水平にした状態で、手首を小指側に傾けるのと、手のひらの親指側を下にさげる（外旋の）動きで、転がす必要があります。この動きは、手首のゆがみを矯正してくれます。相撲の仕切り手をすることで手根骨の配列が整い、指の動きがスムースになります。指の力が腕の方へ伝わりやすくなります。

こんな時におすすめ

手のしびれ　50ページ

2 ⑩ 後頭部と首の境目の緊張をゆるめる

後頭部と首の境目のあたりは、神経や小さな筋肉がたくさんあり、指先と同じくらい敏感です。首から下が複雑な動きをしても、頭を水平に保っていられるのはこのためです（52ページ参照）。

首から下が動いている時はいつも緊張していることになり、この緊張をゆるめる方法です。この部分の筋肉の緊張が強い人は、体全体の筋肉の緊張も強く、動きがぎこちなくなります。逆にこの部分が軟らかい人は全身の緊張も抜け、柔軟に動けます。

やり方（図28）

1　**円柱状のバスタオルを使う：**あお向けになり、首の後ろにバスタオルを丸めてつくった円柱を入れます。後頭部から首にかけての筋肉がゆるんで、頭が自然に下ってきます（図28右）。円柱の大きさは、後頭部が床面から3〜4㎝浮く程度です。

2　手の爪を使ったマッサージ：後頭部の出っぱりの下から、耳の後ろの生え際あたりをこすります（図28左）。軽く手を握った爪の部分を使うとやりやすいでしょう。摩擦熱で温かくなるため血行がよくなり、緊張がほぐれます。

効果を上げる動き方

この体操をしている時、気持ちがよく、リラックスしているかが、効果の目安です。

こんな時におすすめ

頭痛、頭重感　56ページ／めまい、動揺感　58ページ／耳鳴り　59ページ／のどのイガイガ感、咳込み　61ページ

図28

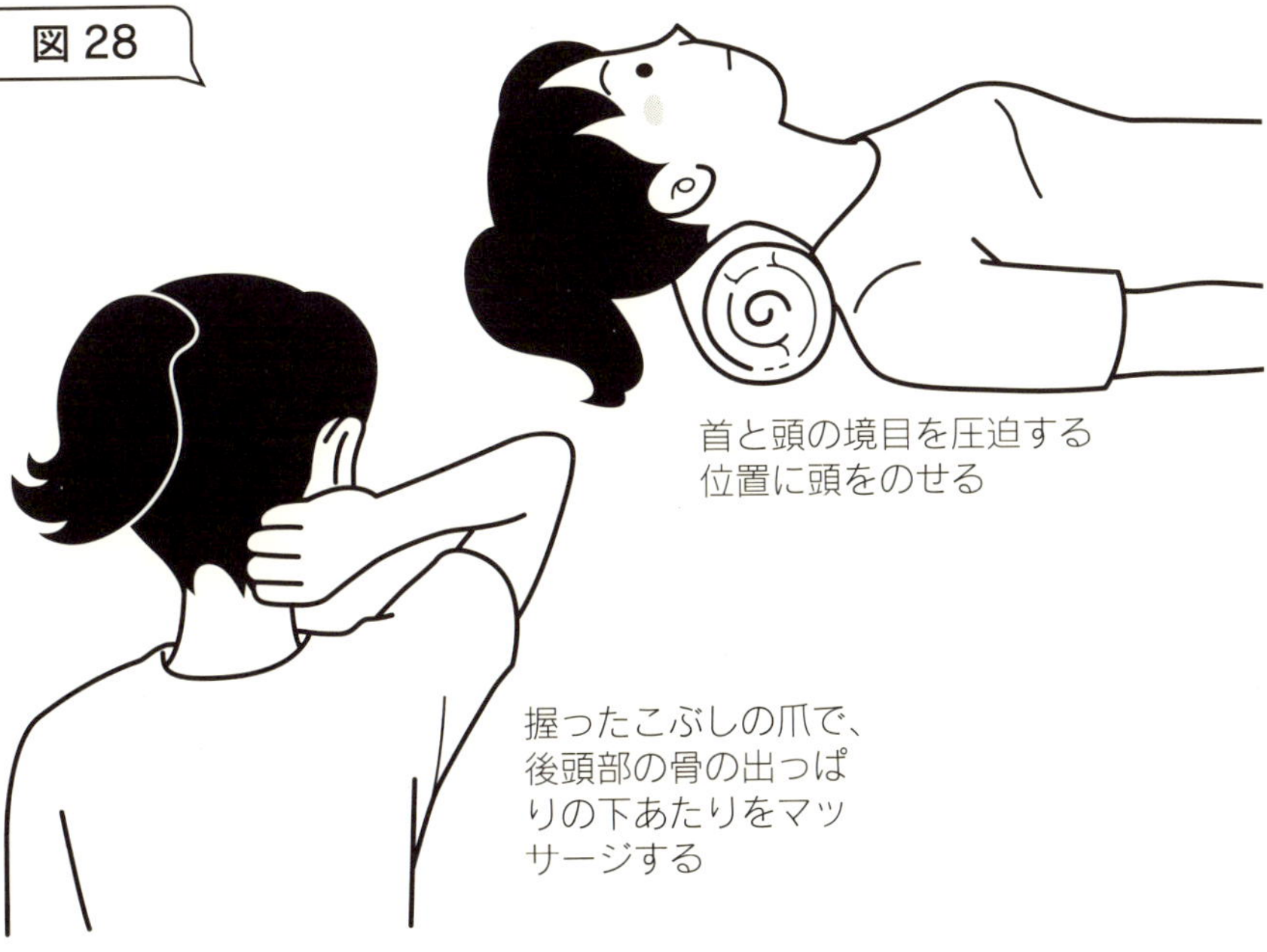
首と頭の境目を圧迫する
位置に頭をのせる
握ったこぶしの爪で、
後頭部の骨の出っぱ
りの下あたりをマッ
サージする

2 ⑪ のど・えらのラインの緊張をゆるめる

姿勢がゆがんでいると、のどのイガイガや、耳鳴りなどの症状を起こすことがあります（59、61ページ参照）。のどや気管の軟骨をつり下げている筋肉群にアンバランスが生じるからです。

「のどのラインのストレッチ＆マッサージ」は、この部分の緊張をほぐす体操です。「えらのラインのストレッチ＆マッサージ」は、耳とあごの関節周辺から、えらのライン（耳の後ろのへこみと、のど仏を結ぶライン）にかけての筋肉バランスを整える体操です。

やり方（図29右）

1 **のどのラインのストレッチ＆マッサージ：**斜め上に顔を反らせます。のどや気管の軟骨のすぐ横（のど仏の周辺）を、指先で軽く押すと、軟骨は反対側へ少し動きます。

2 指先で軽く押しながら、指を上から下へゆっくりすべらせていくと、軟骨の動きが硬く、押すと不快で咳が出そうになる場所があります。

3 さらに首を反らせます。その場所を中心に、中指で3～4㎝滑らせるように上から下へマッサージします。

やり方（図29左）

1 **えらのラインのストレッチ＆マッサージ：**症状のある方、または次のことをして痛い方を治療します。耳の後ろを指先で押さえ、口を開いた時にへこむ部分を、両側から同じ強さで押して痛い方です。痛い方は、血流が悪く、筋肉が硬くなっています。

2 あごの先を斜め上に上げ、首を伸ばします。人差し指と中指で、えらのライン（耳の下～下あごの縁～のどの軟骨までのライン）を押さえます。指を押さえたまま、下あごを左右に動かしながら、えらのラインに沿って20回ほど上から下に動かします。

効果を上げる動き方

あごの下から首の前面を、しっかりとストレッチすることがポイントです。あごを思い切り上げて頭を左右へ傾けて、下あごを緊張させます。ゆっくりとさすっていくと、硬く張って、押すと不快なところが見つけやすくなります。そこをゆっくりマッサージしてほぐします。

こんな時におすすめ

めまい、動揺感　58ページ／耳鳴り　59ページ／のどのイガイガ感、咳込み　61ページ

図 29

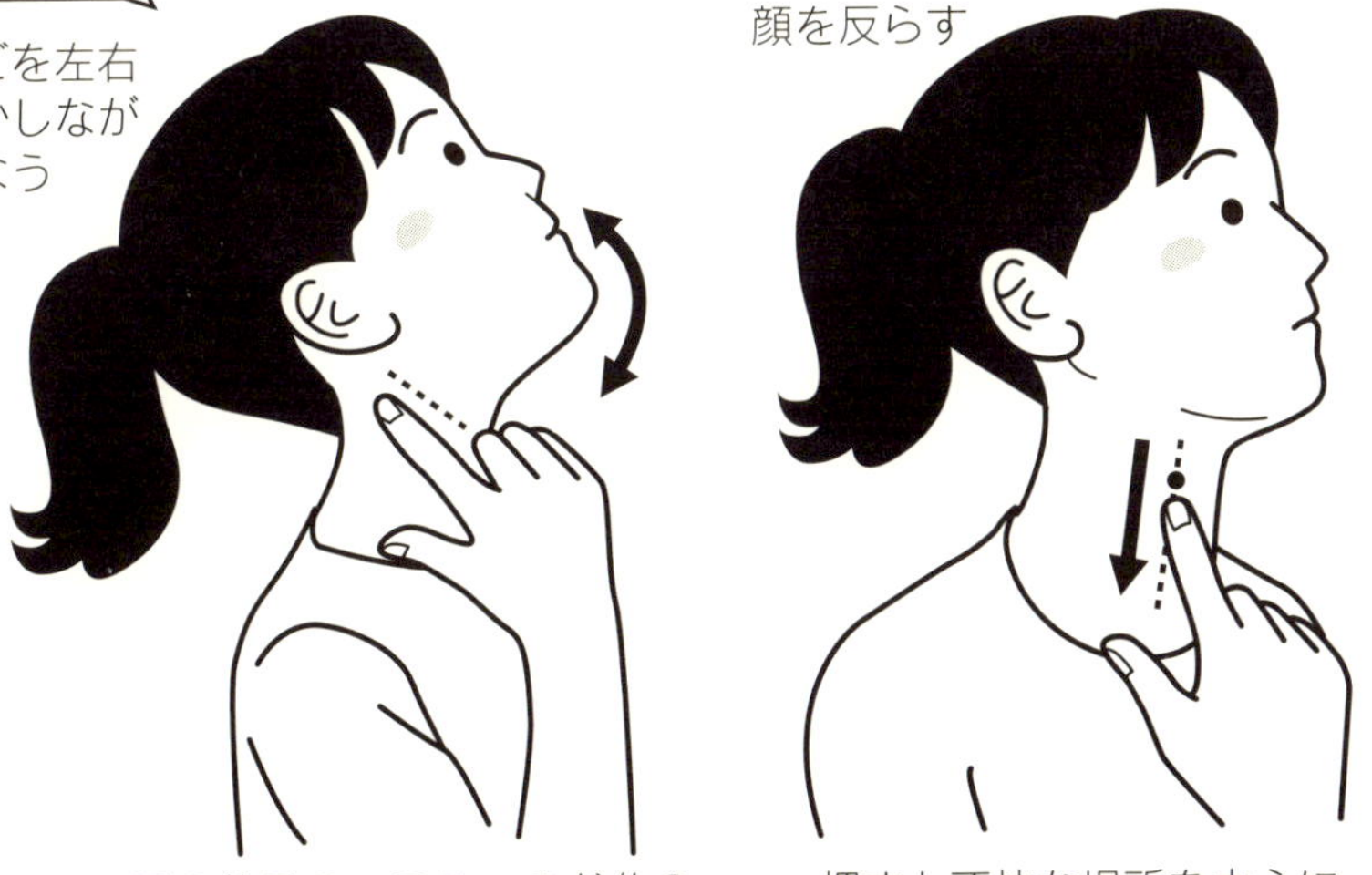
下あごを左右に動かしながら行なう
斜め上に顔を反らす
耳の後ろのへこみ～のど仏のラインをマッサージ
えらのライン
押すと不快な場所を中心に、指先で上下にマッサージ
のどのライン

3 無理のない筋トレで筋力アップ

ゆがみのない姿勢を保つ〝筋トレ〟

現代人の筋力は、かなり弱っています。特に体をまっすぐに保つための体幹の筋肉や、脚や腕の付け根の筋力の低下が目立ちます。筋力が弱ると座り方や歩き方に偏りが出て、腰のどちらか一方が後ろに丸く曲がります。さらに腰（腰椎や股関節）の動きに左右差が出て、次第に体がゆがんでしまいます。

姿勢をゆがませないために毎日行なってほしいのは、「3-① 後頭部にこぶしを当てる腹筋」と、「3-⑦ 弱い方のお尻の筋肉を強化」です。

良い姿勢の基本となる〝背筋を伸ばして腰を少し反った姿勢〟を保つには、腹筋とお尻の筋肉の強化が大切です。股関節の中で大腿骨頭が正しい位置におさまり、腰をきちんと伸ばせるからです。

このように筋力アップは、体のゆがみ矯正に欠かせません。しかし、やみくもに負荷をかけるとゆがみを助長して、関節や筋肉を傷めてしまうので、注意が必要です。

3 ①後頭部にこぶしを当てる腹筋

こぶしを頭の後ろに置き、天井の一点を見つめて首や背中を伸ばしたまま腹筋を行ないます。

腹筋や背筋など体幹の筋肉が弱ると、お腹がつき出て背中やひざが曲がり、あごを上げた姿勢になってしまいます。またお腹が出ると腰を反る姿勢になり、腰にも負担がかかります。

腹筋をすることで、体幹部のゆがみも腰のゆがみも軽くなります。左右の腹筋の緊張バランスが整って、腰椎や骨盤のゆがみが矯正されるからです。

やり方（図30）

1　あお向けに寝て、手はこぶしを握り、後頭部に両こぶしの小指側を当てます。両こぶしを枕

図30

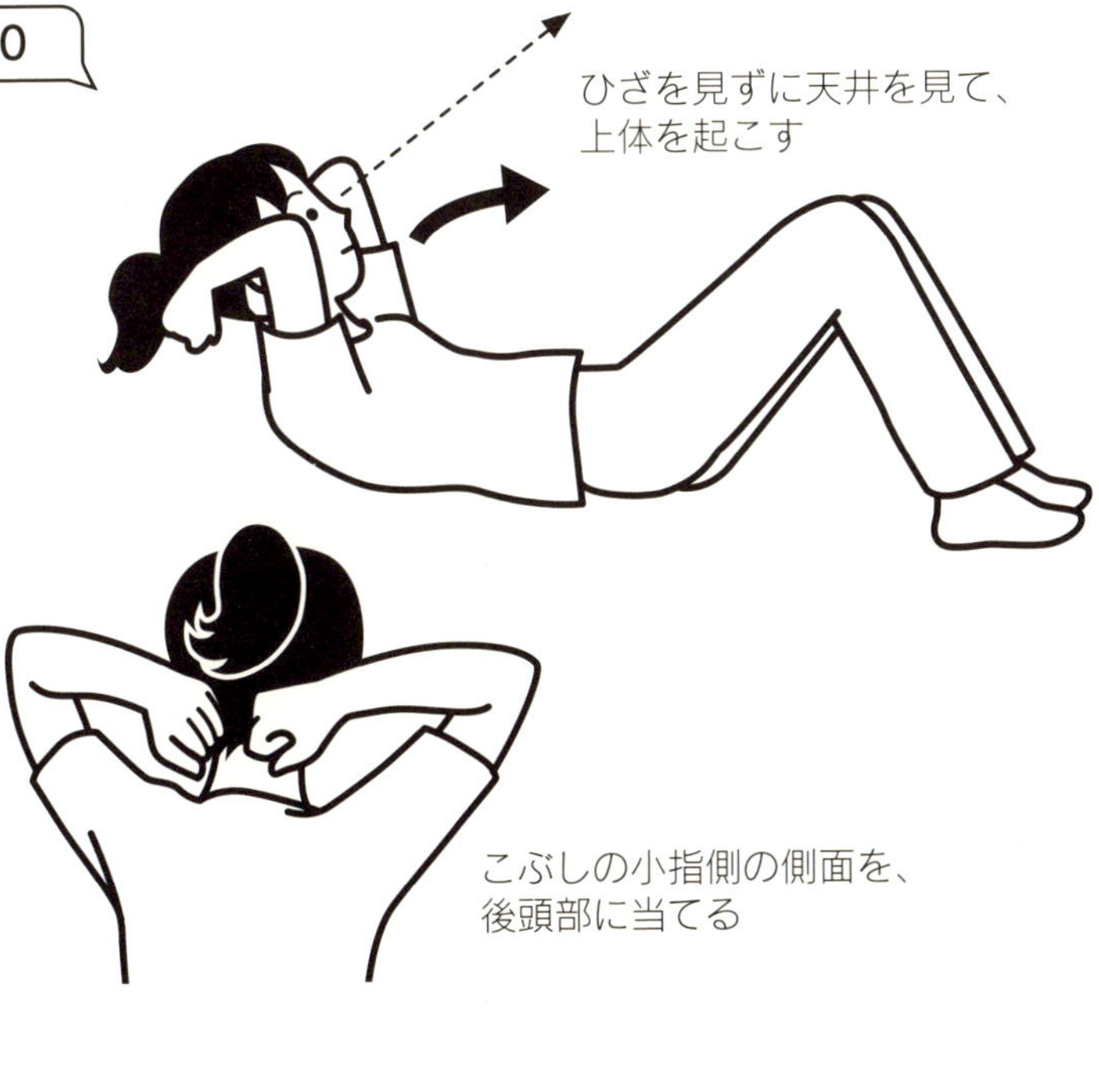
ひざを見ずに天井を見て、
上体を起こす
こぶしの小指側の側面を、
後頭部に当てる

にして寝ている感じです。

2 軽く息を吸った後、ゆっくり息を吐きながら、上体を少しだけ起こします。この間ずっと天井の同じ一点を見続けます。息を吐き切ったら、あお向けにゆっくり戻ります。

ひじを反対のひざに向けるようにして上体を起こすと、わき腹の腹斜筋を鍛えることができます。

3 5回を1セットで、計3〜4セット行ないます。各セットの間に休憩を入れ、あまりきつさを感じることのないようにします。

効果を上げる動き方

頭、首、背中をまっすぐ伸ばしたまま、腹筋を使って上体を少しだけ起こすイメージで動きます。これ以上、腹筋はちぢみません。これ以上きつい運動をしてもムダです。頭の後ろで両手を組んで、上体を精いっぱい起こす腹筋運動をよく見かけますが、きついだけでなく、首も傷めてしまいます。猫背を助長することにもなります。

こんな時におすすめ

腰の中央の腰痛　19ページ／過敏性腸症候群　24ページ

3 ② 両手でゴム引き

背筋を強化する体操で、上半身のゆがみや猫背の矯正に効果があります。老化でまず起きるのは、上半身の重心が後ろに傾き、背中が丸まることです。背筋を鍛えることで、老化にともなって姿勢が悪くなるのを防ぐことができます。

ゴムひもは、荷造り用や裁縫用など、身近にあるものを束ねて使ってください。ゴムを引いてみて、少しきついと思うくらいの負荷が適当です。

棒は肩幅より長いまっすぐな棒を用意してください。

やり方

1 ゴムひもは、腕を伸ばしてもたるまない長さに調節します。ベッドの脚など、丈夫な場所にゴムひもをかけ渡し、ひもに通した棒を逆手で握ります。両手の距離は肩幅より少し広くします（図31右）。

2 引く前に息を吸い、ゆっくり吐きながら棒をみぞおちの方に引き寄せます。腰を立ててあごを引き、わきを締めた姿勢で、ひじでわきをすりながら、胸で棒を迎えにいくような意識で引きます（図31左）。

3 10回を1セットで、計3、4セット行ないます。

効果を上げる動き方

棒を半分くらいまで引き寄せたら、胸で棒を迎

図 31

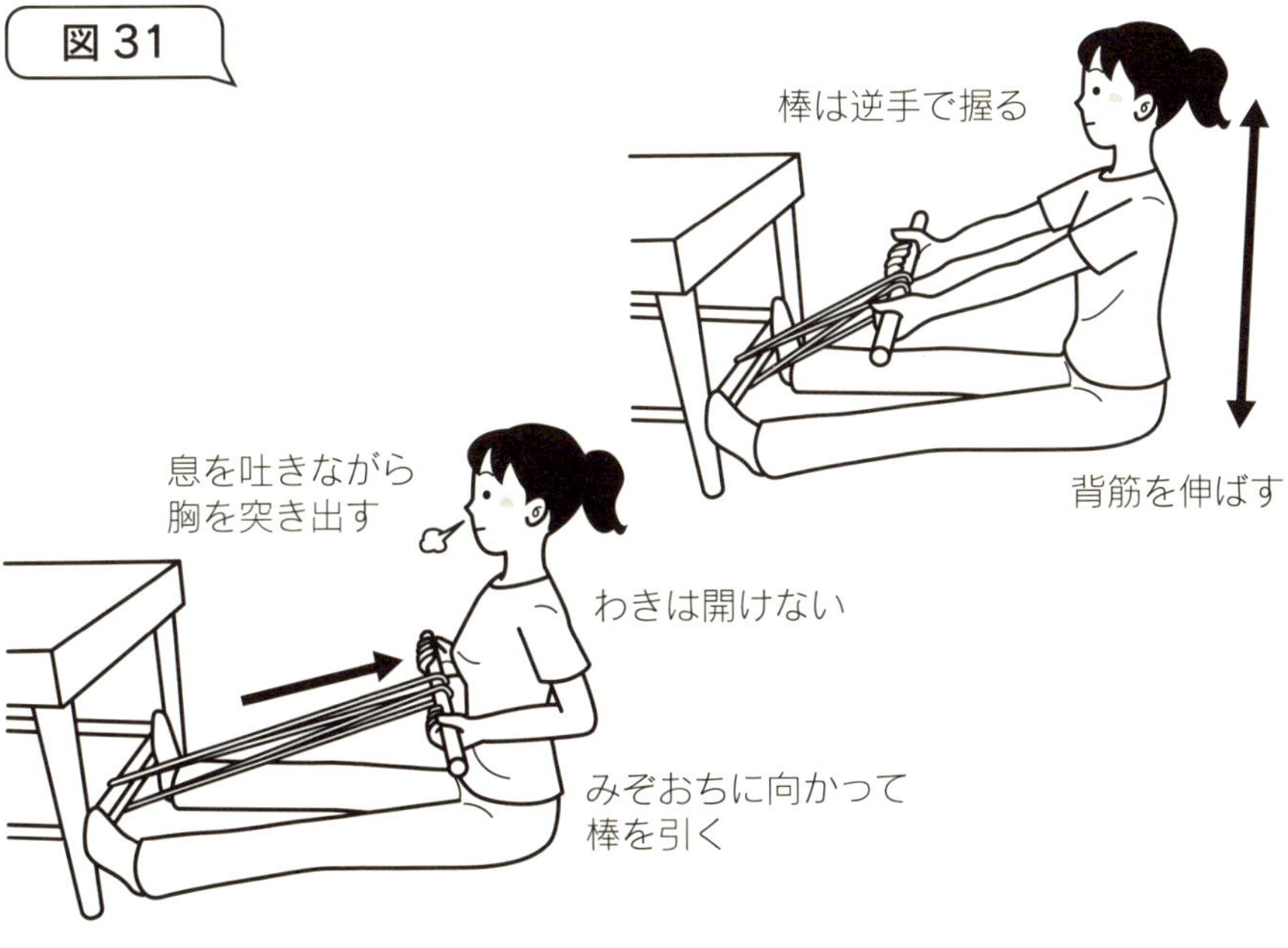
棒は逆手で握る
背筋を伸ばす
息を吐きながら
胸を突き出す
わきは開けない
みぞおちに向かって
棒を引く

えにいく感じで引くのがポイントです。胸を前に突き出しながら棒を引く動きになり、背筋が使われます。腕の力で引いたり、上体を後ろに倒すと、背筋が使われないので気をつけましょう。

こんな時におすすめ

息苦しい、ため息が出る　35ページ／胃の痛み、胃もたれ、胸やけ　36ページ／肩こり　41ページ／背中のこりや痛み　42ページ／ひじの痛み　48ページ／耳鳴り　59ページ／のどのイガイガ感、咳込み　61ページ

3　③片手でゴム引き

ずれてしまった肩甲骨を背骨の方に引き寄せ、もとの位置に戻す体操です。「3－②　両手でゴム引き」と同じゴムひもを使います。

背骨と肩甲骨、肩甲骨と腕の間が広がると、その間にある筋肉がひっぱられて痛んだり、肩関節の動きを悪くします（38ページ参照）。腕や手の不調にもつながります。

やり方（図32）

1　柱にゴムひもの端を結び、ひっぱってもほどけないようにします。もう一方の端を親指と人差し指の根元で握り込み、手にひと巻き半ほどゴムひもを巻きつけます（手から離れないように）。手の小指側からゴムひもを出し、手を軽く握ります（図32右）。

2　手のひら側を上にして手首を小指側に傾け、ひじを直角に曲げてわきに付けます。

ひじでわきをすりながら、背骨側にゆっくり引きます。ゴムひも、手首、ひじが一直線上になって引けるように、体の向きを調節します。

3　ひじ、肩、胸を体の内側（背骨の方）に引く

意識で、引きながら重心を反対側へ移動させます（図32左）。

4　肩先が傾いている方（外側と前方に出ている方）だけ、10回ほど繰り返します。

効果を上げる動き方

ひじをわきに付けたら、わきを開かないようにします。体側《たいそく》に沿わせて後ろ内側の方向へ引くことで、肩甲骨を背骨に近づけることができます。

こんな時におすすめ

背中のこりや痛み　42ページ／五十肩　44ページ

図32

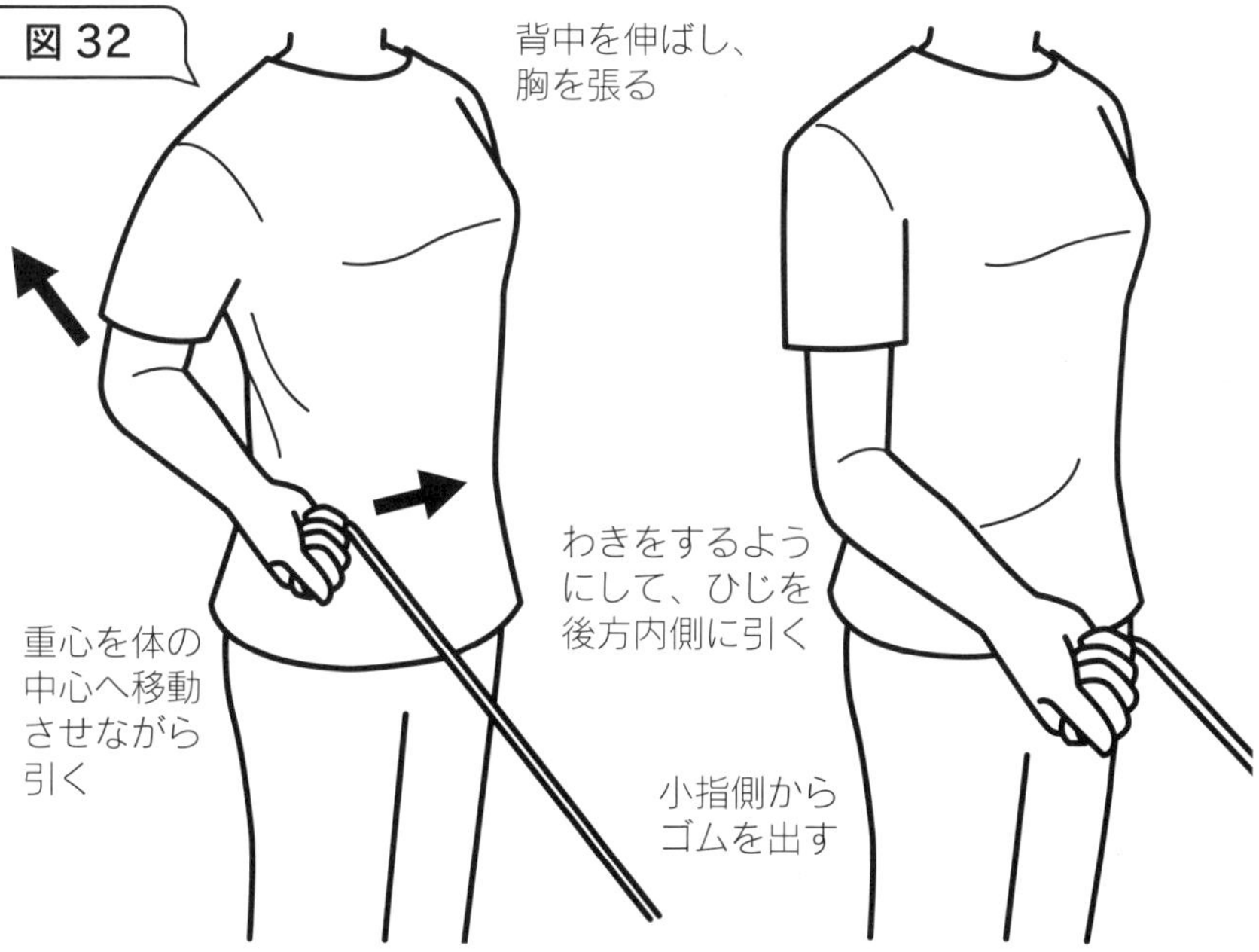
背中を伸ばし、
胸を張る
わきをするように
にして、ひじを
後方内側に引く
重心を体の
中心へ移動
させながら
引く
小指側から
ゴムを出す

3 ④ 頭の後ろでペットボトルを上げ下げ

上半身、首から上のゆがみ矯正に効果があります。背筋をまっすぐ伸ばしてあごを引く姿勢を保ち、ペットボトルを傾けずに上げ下げします。上半身を起こす体操です。

上半身が傾いてる側だけ行ないますが、腰と背中をまっすぐに保つことを注意すれば、両側行なっても問題ありません。

やり方（図33）

1　いすに座って腰を立てて背筋を伸ばし、頭はまっすぐにして正面を向いてあごを引きます。水を入れた500㎖のペットボトルを片手で逆手に握り、まっすぐに立てたまま頭の後ろに持っていきます。ひじと肩先を後ろに引きます。（図

図33

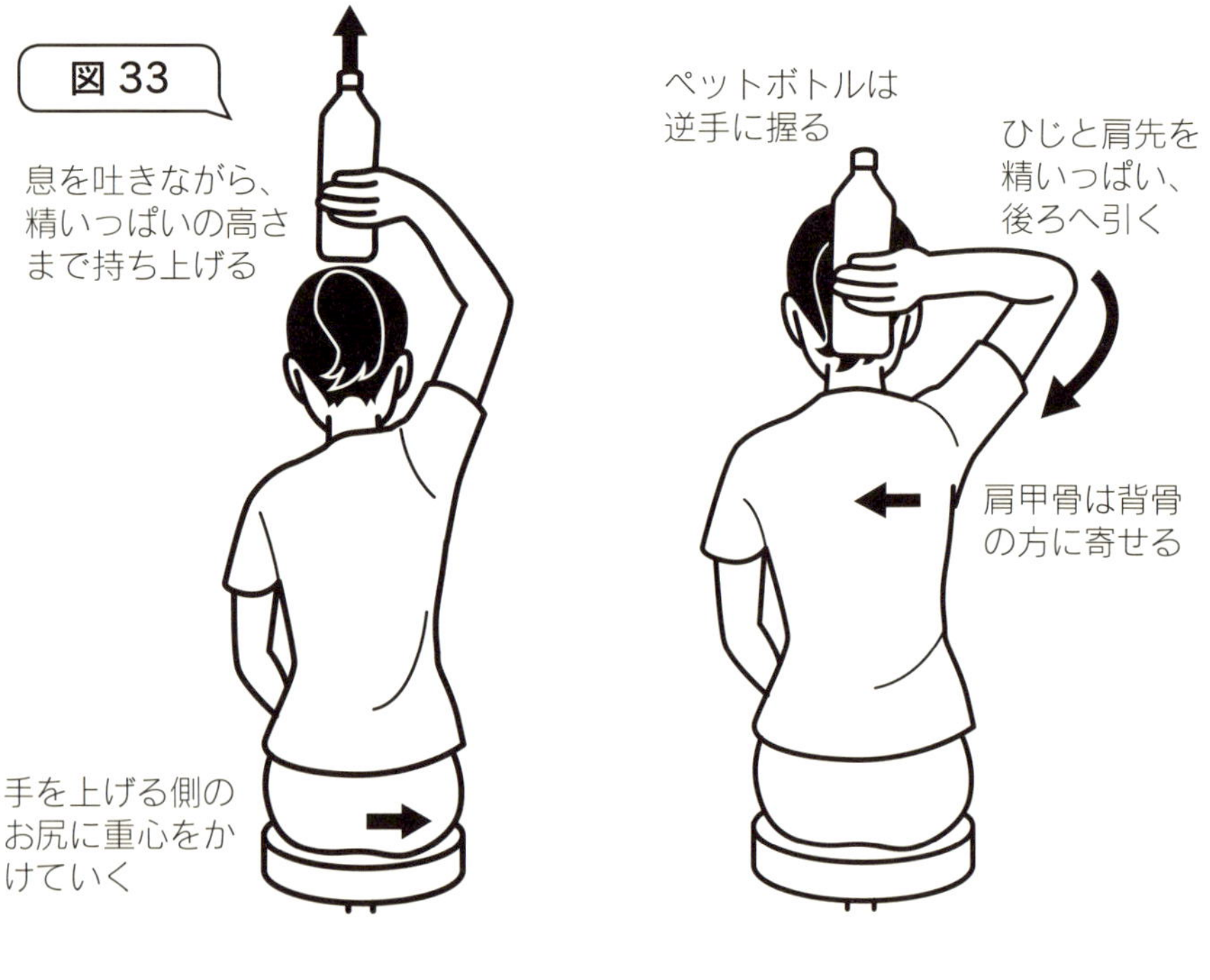
息を吐きながら、
精いっぱいの高さ
まで持ち上げる
手を上げる側の
お尻に重心をか
けていく
ペットボトルは
逆手に握る
ひじと肩先を
精いっぱい、
後ろへ引く
肩甲骨は背骨
の方に寄せる

33右)。

2　軽く息を吸い、ゆっくり吐きながら、ペットボトルを傾けずに上がるところまで、精いっぱい上げます。

3　上げ切ったら息を吸いながら下ろし、10回を1セットで計3、4セット行ないます(図33左)。

効果を上げる動き方

動作を行なう時は、ひじと肩先を後ろに引き、肩甲骨を後ろ内側に寄せることを意識してください。

姿勢をまっすぐに保つには、後頭部や背中の筋肉に力を入れ、上げる側のお尻に体重を移しながら腰を伸ばし、あごを引きます。鏡を見たり、補助者に確認してもらいながら、まっすぐな姿勢を保つとよいでしょう。

こんな時におすすめ

息苦しい、ため息が出る　35ページ／胃の痛み、胃もたれ、胸やけ　36ページ／背中のこりや痛み　42ページ／のどのイガイガ感、咳込み　61ページ

3 ⑤ いすに座って背泳ぎ

水中での背泳ぎは、全身のねじれや傾きを調整するのに最も効果的な動きです。この体操では背泳ぎの動きを使って、胸腰移行部、肩甲骨、肩、首のゆがみを矯正します。

やり方（図34）

1　背もたれのあるいすに浅く座り、背もたれに背中を付けて顔を上へ向け、両腕をおろしてわきに付けます。

2　左足で床を押しながら重心を右の尻に移し、ゆっくりと息を吐きながら、右腕を手のひらを

内側にした状態で、まっすぐに頭の上まで持っていきます（図34右）。精いっぱい腕を伸ばして、体の横に大きな半円を描くイメージで腕を上げます。

3 腕を上げきる直前に手のひらを返し（外側に向けた方が、さらに腕が伸びます）、ひじを後ろに引きます（図34中央）。

4 ひじの力をストンと抜いて、手を耳の横まで落とします（この時手のひらは前を向く。図34左）。

5 左腕も同じようにします。左右交互に、計20回程度、繰り返します。

効果を上げる動き方

腕を上げきる直前に、上体を反って胸を張ります。同時に、上げた腕の反対側の腰と脚を伸ばし、お尻で座面を押すようにして、足で力強く床を踏みます。上半身と下半身が逆方向に伸ばされることで、重心を、体の中心に寄せることができます。

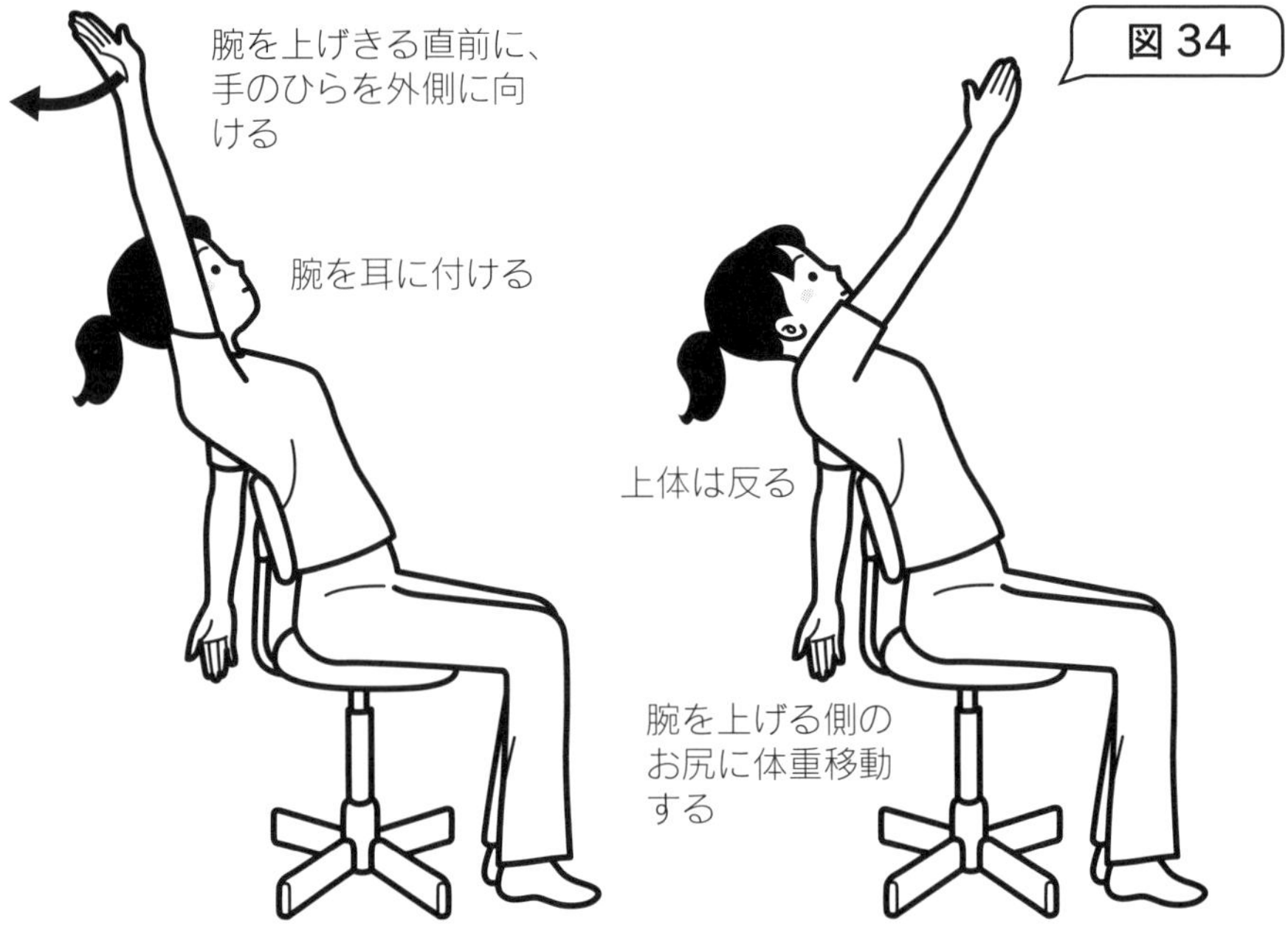
図34
腕を上げきる直前に、手のひらを外側に向ける
腕を耳に付ける
上体は反る
腕を上げる側のお尻に体重移動する

こんな時におすすめ

背中のこりや痛み　42ページ／ひじの痛み　48ページ

③ ⑥竹を足指でつかむ

足の指を曲げる筋肉を鍛える体操です。昔の人はわらじやぞうりを履き足の指で土をつかみながら歩いていましたが、現代人は舗装された道路を靴で歩くため、この筋肉を十分に使っていません。この筋肉を鍛えると、歩く時に脚で後ろに蹴る動作がやりやすくなり、転倒の予防だけでなく、ひざ、腰の痛みをやわらげる効果もあります。

竹踏み用として売られているものが入手しやすいでしょう。

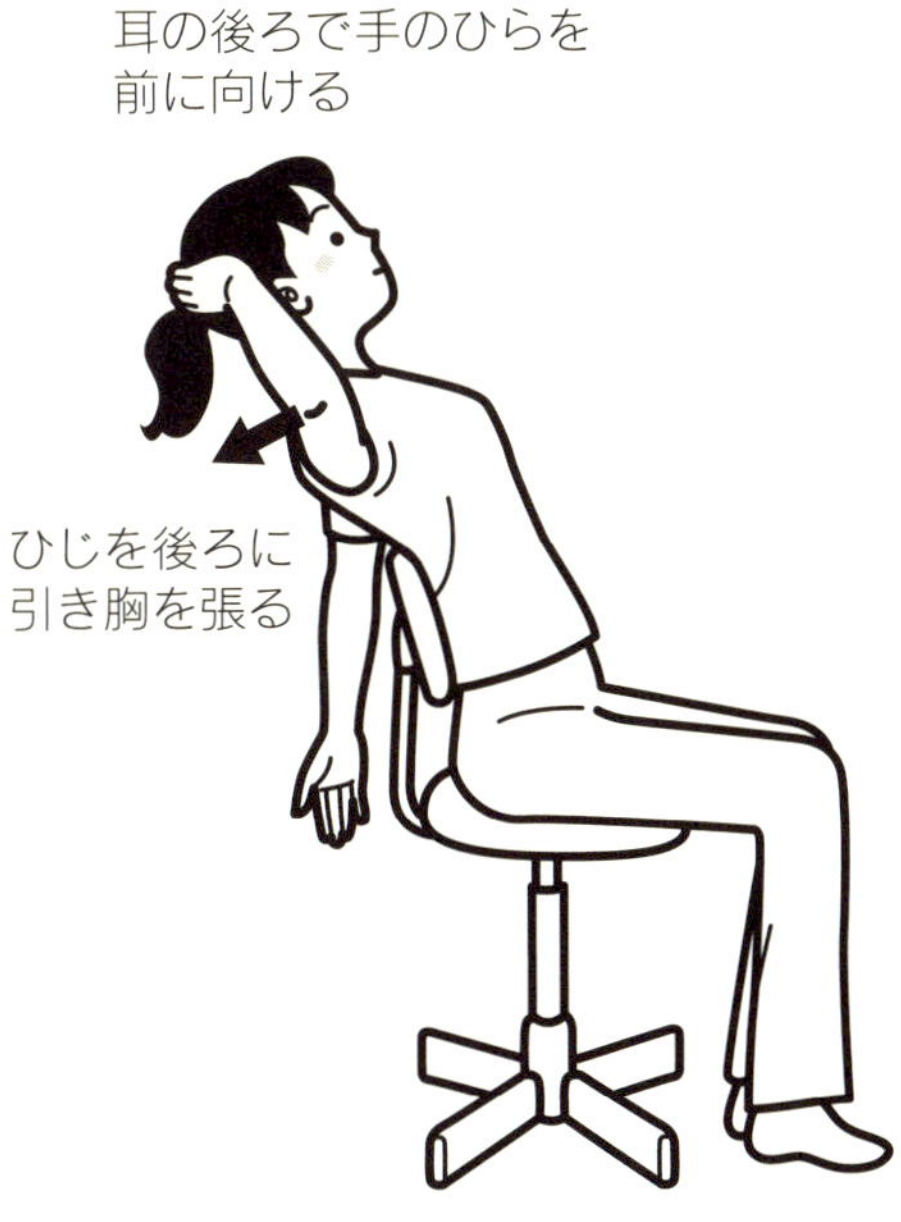
耳の後ろで手のひらを前に向ける
ひじを後ろに引き胸を張る

やり方（図35）

1　2つに割った竹の一番高い場所に、足指の付け根が当たるように竹にのります。

2　竹をつかむことを意識して足の指に力を入れ、できるだけ長い時間、かかとを浮かせます。これを繰り返します。

3　2〜3分続けた後にはだしで歩いてみると、

足の指を使って歩いていることが実感できます。1カ月ほど続けると、足の指を動かす筋肉が働き、立ちかがみや歩行が楽になります。足の指で竹を踏むため不安定なので、よろけても壁などに手を付ける安全な場所を選ぶようにします。

効果を上げる動き方

足の指でしっかりと竹をつかむことと、竹の上に立つ位置を少しずつ変えながら、竹を一番つかみやすい位置をさがすことが大切です。

こんな時におすすめ

ひざの痛み　28ページ／足の痛み　30ページ

図35

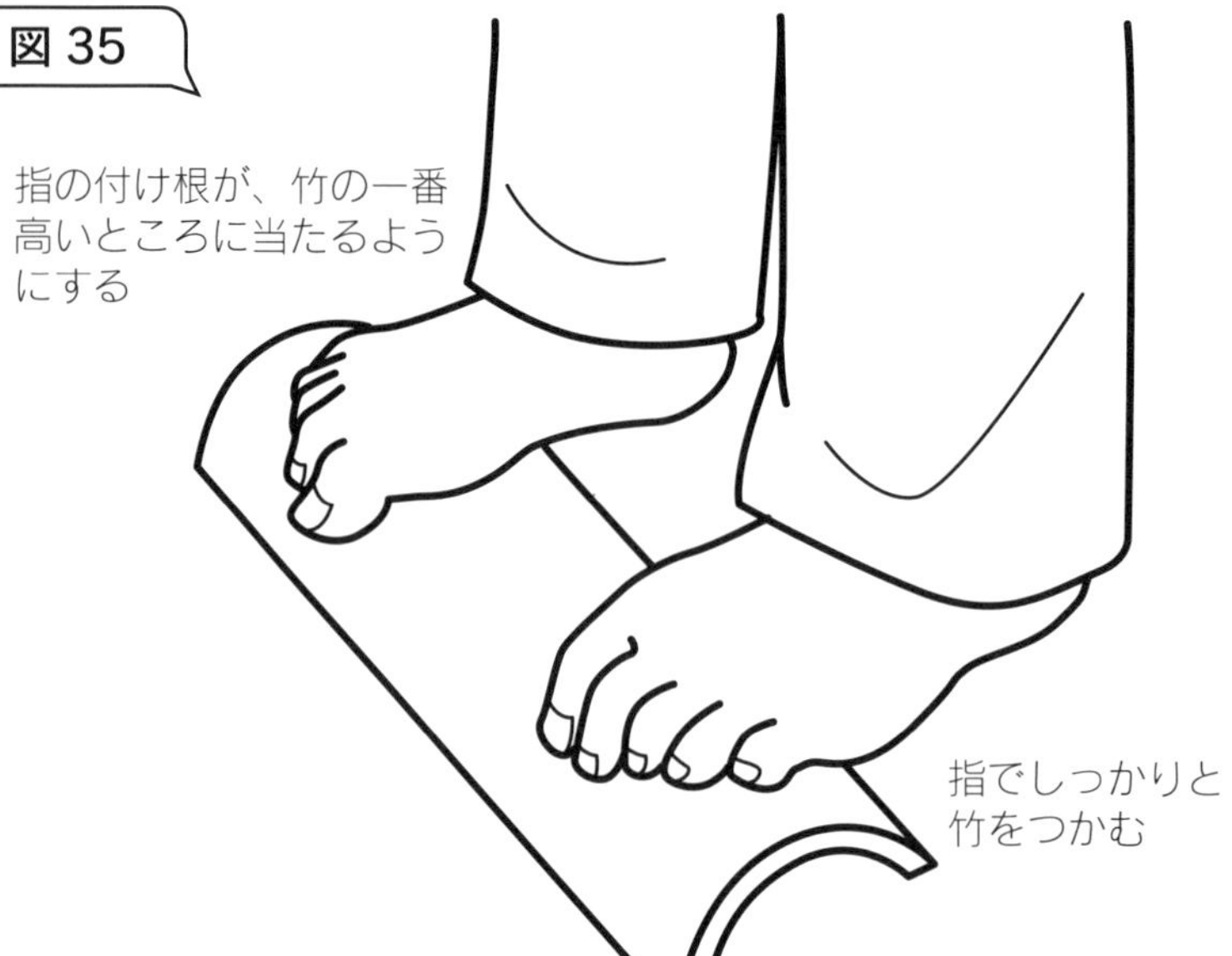
指の付け根が、竹の一番高いところに当たるようにする
指でしっかりと竹をつかむ

③ ⑦ 弱い方のお尻の筋肉を強化

お尻の筋肉の弱りが、体をゆがめる大きな原因になっています。特に、骨盤の片側が後ろに傾いている場合は、傾いている側のお尻の筋肉がゆるんで力が入りにくくなり、筋力が落ちてしまいます。

どちらのお尻の筋肉が弱いかを調べるには、〝片足立ちテスト〟をします。両足を合わせて直立してから、左右どちらかの足で片足立ちします。どちらの足で立つ方が、体がぐらつきやすいかを確かめます。足を上げるのは、5㎝程度で十分です。

やり方（図36）

1 **横向き壁押し体操**：片足立ちテストで、立ちにくかった方の脚を上にして、壁を背にして横

図36

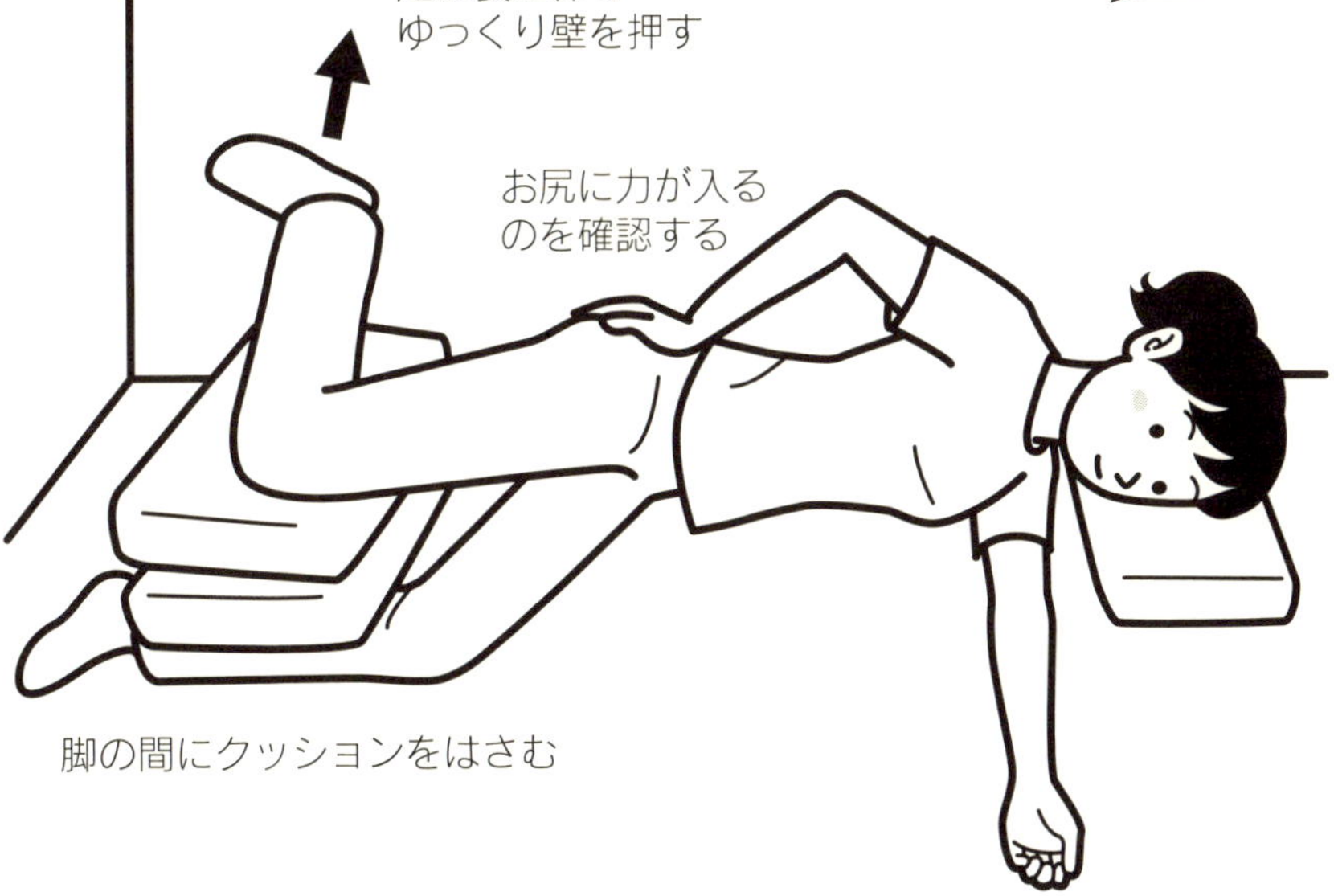
足の裏全体で
ゆっくり壁を押す
お尻に力が入る
のを確認する
脚の間にクッションをはさむ

向きに寝ます。

2 両ひざの間に、クッションやふとんをはさみます。両ひざを軽く曲げ、上の手を上のお尻に当てます。上になった方のひざをもう少し曲げ、足の裏全体を壁に付けます。

3 この姿勢を保ったまま、足の裏全体で壁をゆっくり押します。この時、お尻に力が入るのを、お尻に当てた手で確認します。

4 この動作を10回を1セットで計3セットを、休けいをはさんでゆっくり繰り返します。

やり方（図37）

1 **脚の前後上げ体操：**テーブルのそばに立ち、テーブルに片手を付いて体を支えます。

2 付いた手と反対側の腰の後ろに手のひらを当て、ひざを軽く引き上げます。

3 ひざを曲げたまま、脚を後ろに突き出します。後ろに上げた時に、お尻の筋肉に力が入っていること、腰を反り過ぎずに上体がまっすぐ伸びていることを確認します。

4 10回を1セットとして、左右それぞれ3セットずつ行ないます。

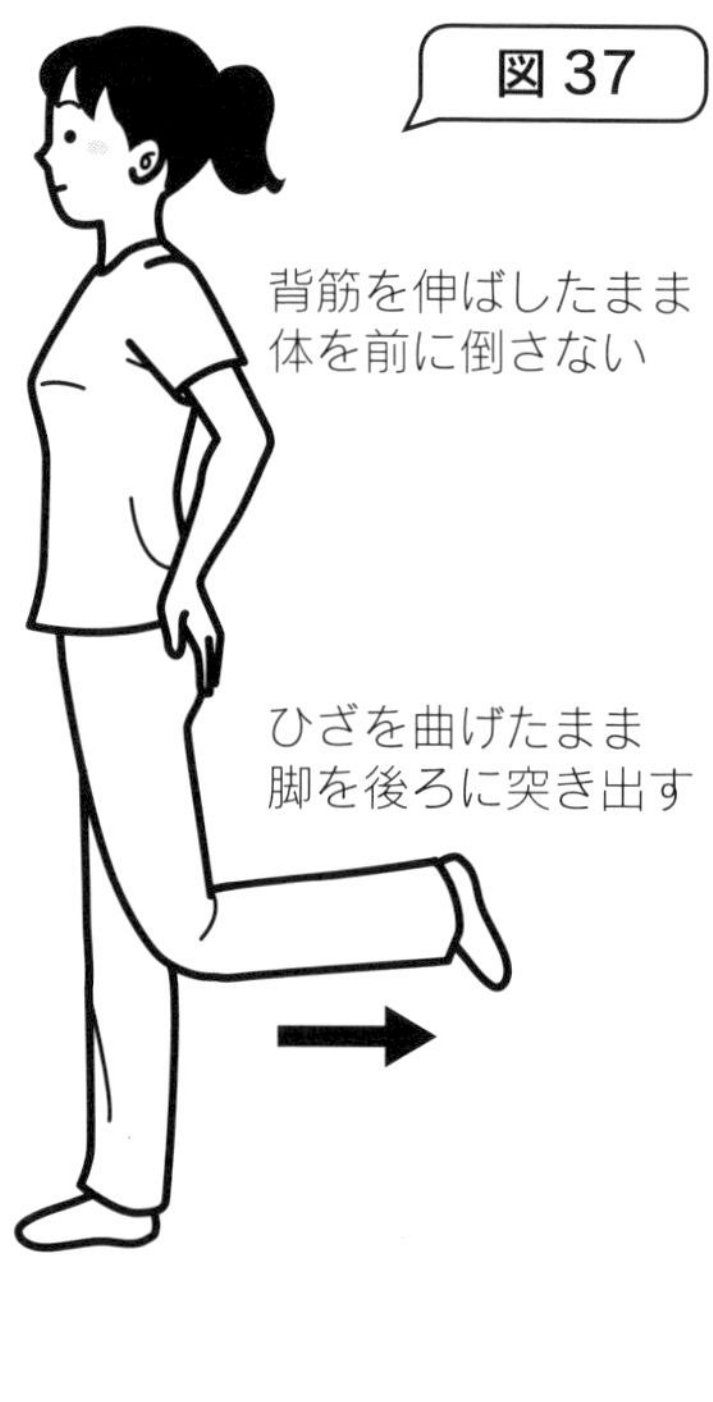
背筋を伸ばしたまま
体を前に倒さない
ひざを曲げたまま
脚を後ろに突き出す
図37

効果を上げる動き方

今の人は、歩く時にお尻の筋肉をあまり使っていないため、感覚がつかみにくいかもしれません。まずはお尻の筋肉に手を当てて、力を入れた時の筋肉の様子を確認してから体操をします。壁を押す時にひざや腰に痛みがある人は、ひざを曲げる角度をもう少し浅くしてください。

壁を足で押したり、後ろに脚を上げる時は、上体を伸ばして、みぞおちを前に突き出すようにすると、お尻の筋肉に力が入りやすくなります。

こんな時におすすめ

お尻にかけて痛む腰痛　21ページ／股関節の痛み　23ページ／過敏性腸症候群　24ページ／ひざの痛み　28ページ／頭痛、頭重感　56ページ

3章

ゆがみのたまらない体になる

～バランス操体法の考え方～

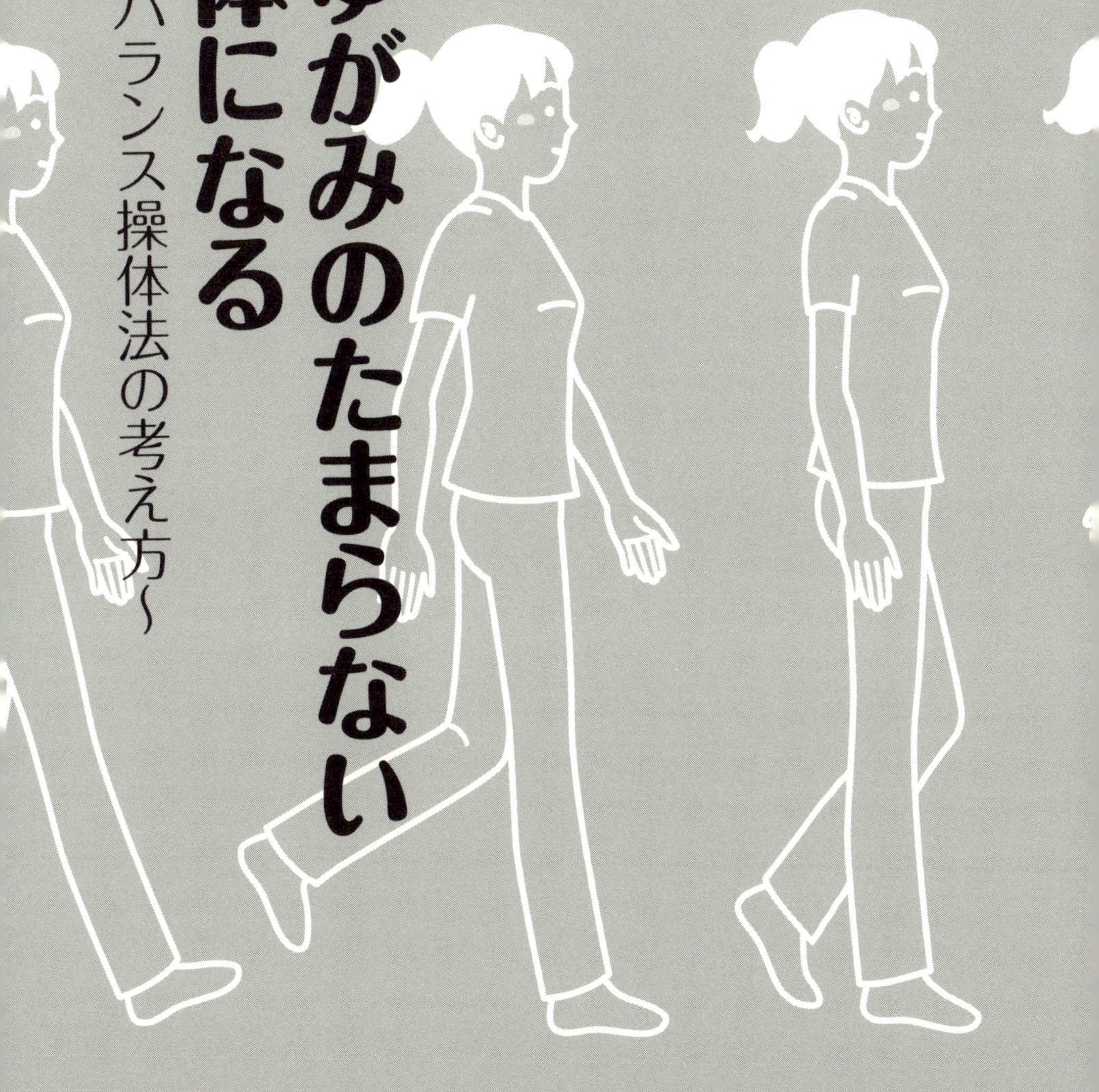

ひねり・偏りとゆがみのちがい

昔の人は、日頃よく見られる不調の多くは、体がゆがんだ場所で気《き》・血《けつ》といった生命エネルギーの巡りが滞ったためと考えました。鍼灸、整体、按摩、ヨーガなどの伝統医療はそうしたゆがみを整え、多くの病気や症状を治療してきました。古代インドの名医として知られる耆婆《きば》は、患者を診察する時に指揮者がもつタクト棒のようなものを体に当て、ゆがみを診ていたと言われています。

伝統医療の治療の基本は、ゆがんでバランスの乱れた体を、もとのゆがみのないバランスのとれた体に戻すことにあります。この視点そのものは、現代でも有効だと考えています。

そもそも、ゆがみとはなんでしょうか。人間の体は基本的につねに動いています。首をひねったり横を向いたり、腕を回したり、ひねりやねじりの動きもひんぱんに起きています。また、ずっと利き手を使う作業を続けるような、動きの偏りも日常茶飯事です。そうしたひねりや偏りが修正されず積み重なっていくと偏った筋肉に負担がかかって硬くなり、その周囲の背骨や関節がずれるといったことが連鎖的に起こります。さらにゆがんだ動きを続けると、体は偏りに対応しようとして全身にゆがみを波及させてしまいます。腰が右後ろにずれているので背骨を左前にねじる、といった具合です。

この〝ゆがみの連鎖〟によって引き起こされる症状は、全身に及びます。骨や筋肉や内臓の動き、血液やリンパ液の巡り、自律神経の働きなどに影響をあたえます。全身の症状としてあらわれてきます。肩こりや腰痛、ひざの痛みだけでなく、頭痛、めまい、胃もたれ、咳込みなどの症状が出ることは、1章で述べました。体のゆがみを整えることで、筋肉のこりや痛みが解消されるだけでなく、冷え、のぼせ、動悸などの自律神経症状や、うつ状態や不眠症などの精神症状が改善することも多くあります。

曲がりとゆがみのちがい

ゆがみのない状態とはどういうものでしょう。よく、人間は直立二足歩行をすることで脳を発達させ文明・文化を発展させた一方で、重い頭を支えて重心を保つために腰や背骨がゆがみやすくなったと言われます。だとすると、人間の正しい姿勢はすらりとまっすぐな立ち姿だと考えがちです。しかし、どうもそうとばかりは言えないと思うこともあります。

たとえば、あるテレビ番組で睡眠中の宇宙飛行士の姿を見たことがあります。それは腰が曲がり脚も腕も「く」の字になった、いわゆる老人の姿勢をイメージさせるものでした。四つ足で歩くゴリラなどに近い姿勢です。

たしかに、まっすぐ立つ姿勢は効率的で疲れない姿勢かもしれません。しかし身体壮健なはずの宇宙飛行士も、重力のない環境で無意識になると四つ足歩行の姿勢に近づくということは、腰の曲がった状態も、それだけで病的な状態とは言えないのではないか？　と思ったのです。

そう考えてみると、大きく腰が曲がって、さぞ不調を抱えているだろうと思われるお年寄りが、意外と元気で問題なく過ごしておられるのに出会うことも少なくありません。農村部での健康講座などで出会う方に多いのですが、腰の曲がり具合から受けるイメージほどにはゆがみの度合いは大きくありません。

腰が前に曲がっているというだけでは、動きのバランスはそれほどくずれません。曲がりに、左右への傾きとねじれが加わると股関節や背骨がずれ、ゆがみが固定化し、様々な悪影響が出てくるようです。

正しく歩けばゆがみは治るが

普通に暮らしていればひねりの動きや、動きの偏りはいくらでも発生します。でも、その都度、バランスの乱れを修正することができていればゆがみにまで至ることはなく、ゆがみの連鎖が起きることも防ぐことができます。じつは、昔の人はしっかり歩くことでバランスの乱れを修正することができていたのです。

歩くという行為は、127ページの上図のように

A．片脚を踏み出し、体の重心を外に振る
B．踏み出した脚に重心をのせる
C．1本脚で立ち、重心の外ぶれをおさえる
D．もう片方の脚を踏み出す
E．後ろの脚で地面を蹴り、重心を体の中心に戻す

の繰り返しです。両脚を腰幅にとり、前に出した脚はかかとから着地し（上図のA）ます。次の動きでひざを伸ばし踏み出した脚に重心をのせ、お尻の筋肉に力を入れて体をしっかり支えます（上図のBとC）。脚で地面を押し（上図のD）、親指の爪先でしっかり地面を蹴ります（上図のE）。

正しく歩くことができているかどうかは、踏み出した脚側のお尻の筋肉に、ぐっと力が入っていることで確かめられます。足腰がしっかりしていて体にゆがみのない人は、歩く時に体の横振れが少ないことでもわかります（127ページ中図）。

これらの一連の動きのポイントは「お尻の筋肉に力を入れて蹴り、外側に寄った重心を、体の中心の方へ押し戻す」ことです。ぶれてしまった重心を、正しく歩くことで体の中心に戻し、たまったゆがみを治すことができるのです。

昔の人は、デコボコ道や山道を重い荷物を背負って歩くなど、足下が不安定な場所で力仕事をする場面が多くありました。この時、お尻の筋肉にしっかりと力を入れて歩かなければ、重心を保って無理のない動きで仕事をすることはできません。また、主な移動手段が徒歩の時代には、歩く距離自体がいまとは比べものにならないほど多かったのです。しっかりたくさん歩くことで、日々の暮らしの中でひねりや偏りを修正し、ゆがみを未然に防いでいたのです。

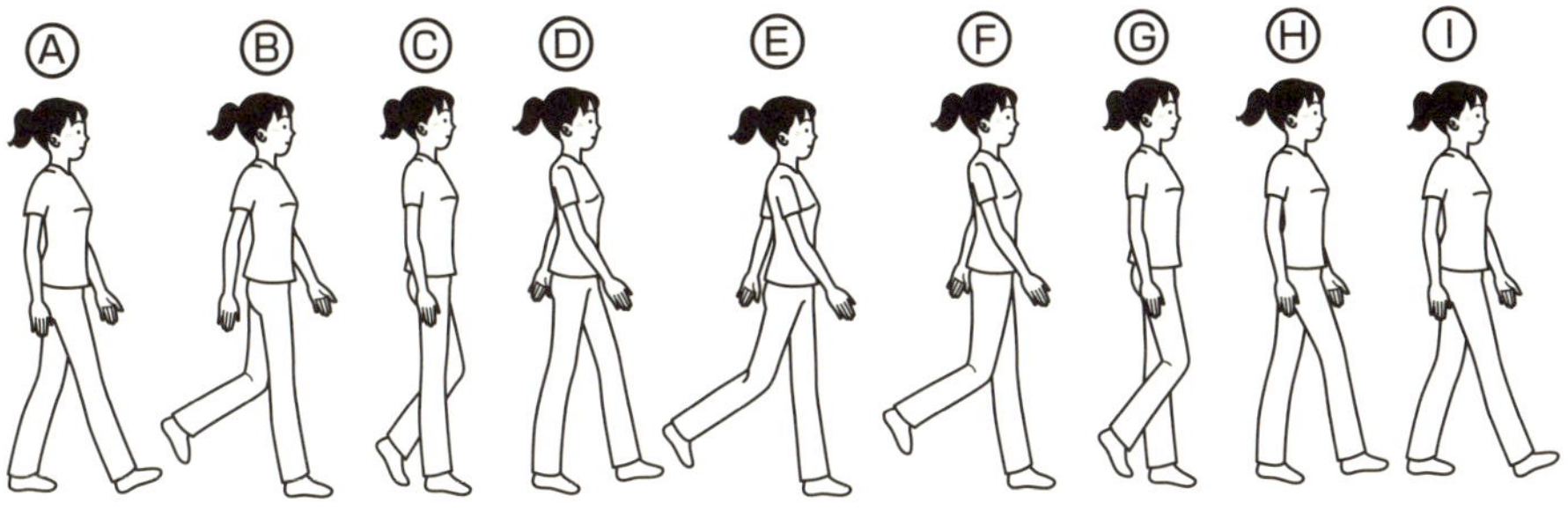

ゆがみのない人の歩き方

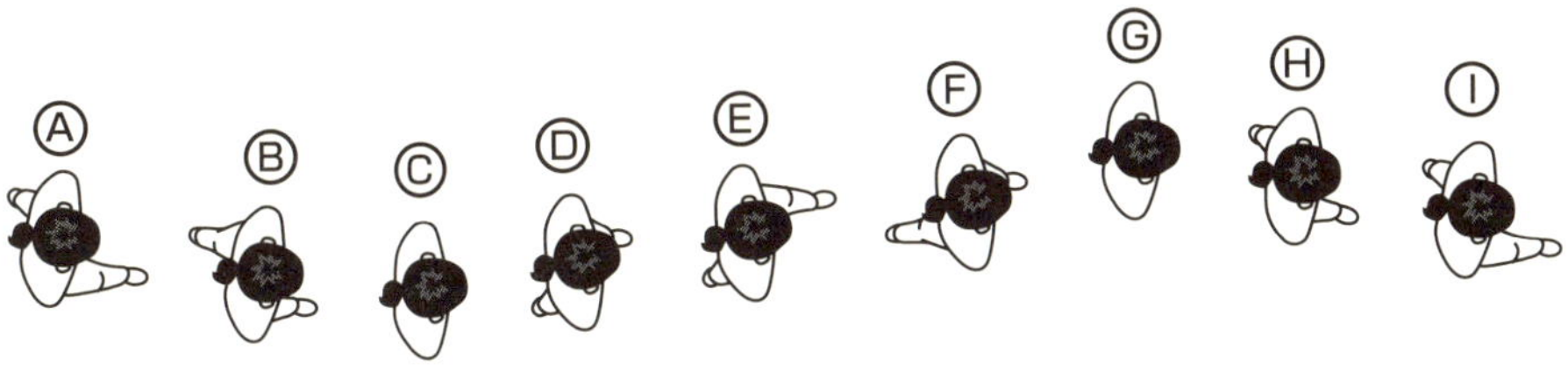

体にゆがみがないと歩く時の横振れが少ない

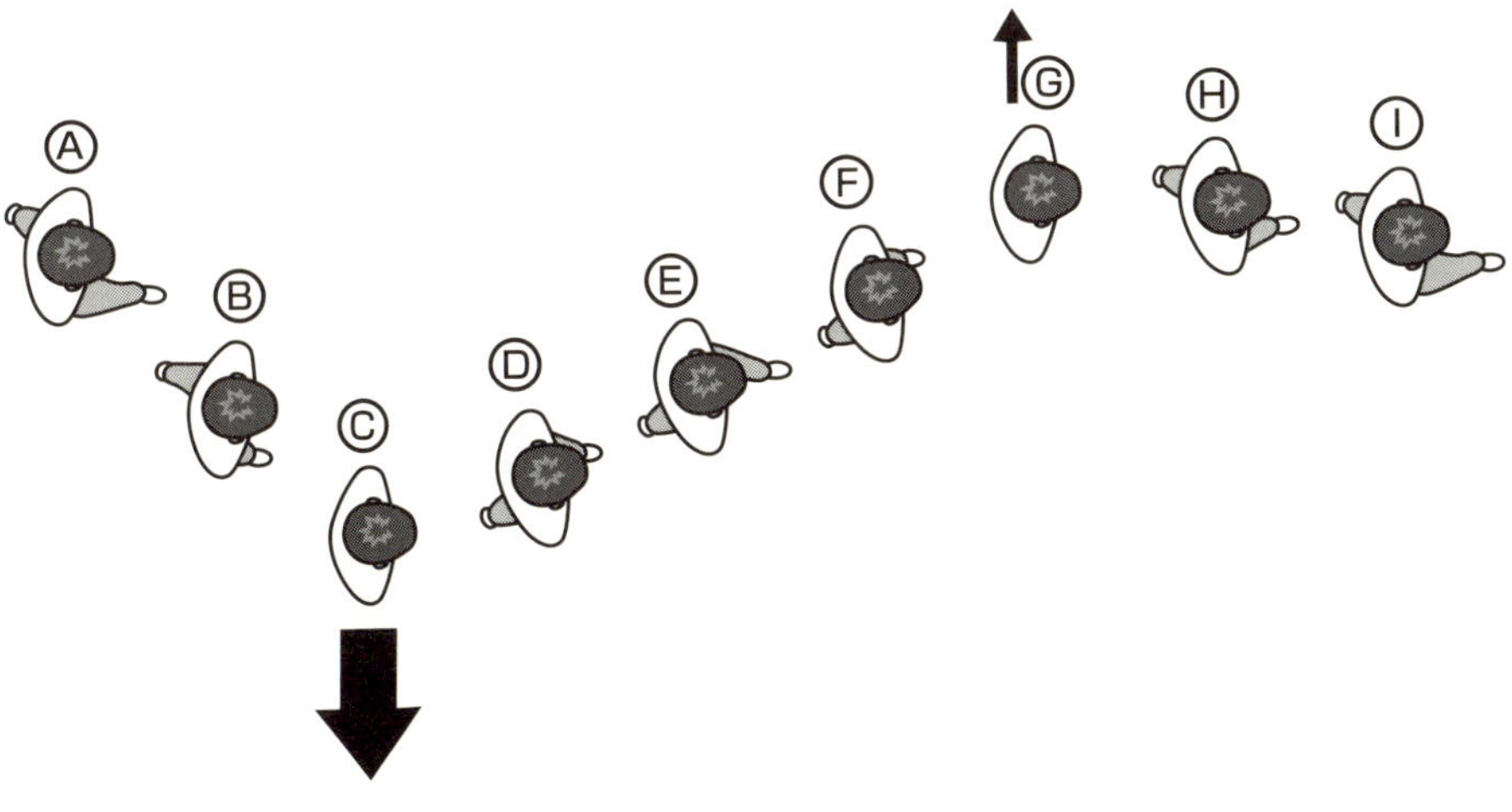

腰の曲がりが強く、お尻の筋肉が弱い側へ、大きく横振れする

しかし現代人は舗装された道路を歩き、激しい労働をすることもない中で暮らしているため、正しく歩くことができる人はあまりいません。

よく見られる例ですが、老人や足腰の弱い人は、腰を後ろへ丸く曲げ、猫背になって股関節やひざを曲げ、脚をひきずるような歩き方をします。このような歩き方ではお尻の筋肉に力が入らず、歩く時に体を大きく横に振って歩くようになります（127ページ下図）。この横振れは、骨盤の傾きが強い側（股関節のねじれ方が強い側）に偏って起こり、ひざや股関節、背骨がずれ、体をゆがませてしまいます。

現代人に多いゆがみのパターン

残念ながら、現代人で体がゆがんでいない人はほとんどいません。でも、自分の体の動かし方がゆがんでいることに気づくのは、意外とむずかしいものです。正しい動き方を忘れてしまっているからです。比較的わかりやすいのは、いすに座った姿勢を後ろから見ることです。腰を後ろに丸めて床に横座りをする人、いすの上でどちらか一方のお尻（多くは左側）に重心を傾けて座る人は、129ページ図にあるような2タイプのゆがみがよく見られます。

ひとつは、背骨が「Cの字型（129ページ左図）」にゆがんだタイプです。重心が偏っている側（左側とします）の骨盤の端が下り、腸骨も後ろに傾き（図の①）、腰全体が左後ろに傾きます。左肩先は上がって少し前方に出て（図の②）、上半身と頭が右前側に傾きます（図の③）。この時、左側に重心が偏った下半身と、右側に傾けた上半身と頭で、姿勢のバランスをとっています。

もうひとつは、背骨が「（逆）Sの字型（129ページ右図）」にゆがんだタイプです。左側に重心が偏っているのはC型と同じですが、下半身が右側へ水平にスライドし、腰全体が右後ろに傾き（図の④）ます。上半身はそのバランスをとるために左側に偏り（図の⑤）、右肩先だけは少し前に出

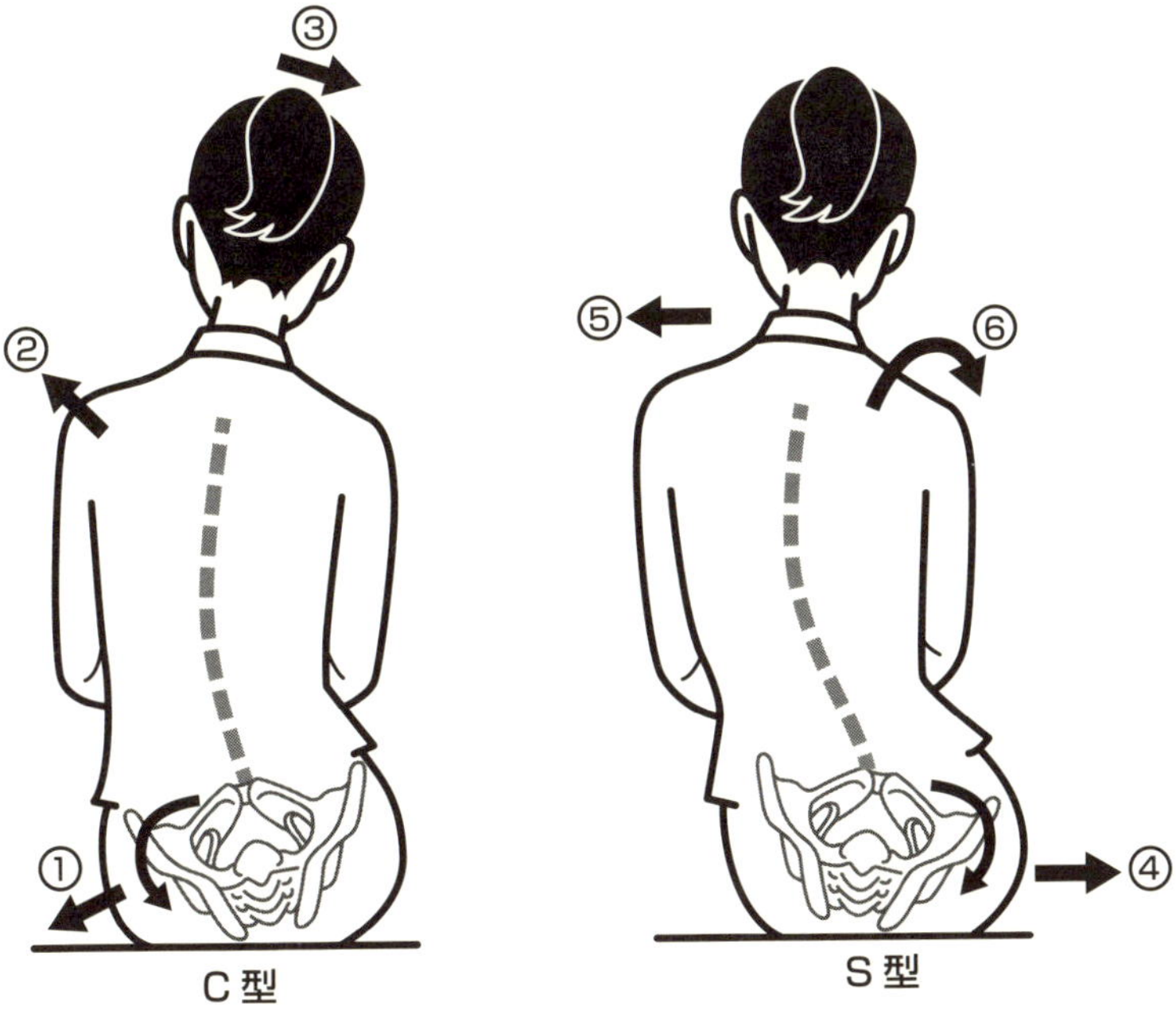

ます（図の⑥）。

実際にはC型とS型が混在している人が多いのですが、左右どちらかへの傾きがある場合、同時に斜め前や斜め後ろへの股関節や背骨のねじれも起きていることがとても多くなっています。これが現代人の典型的なゆがみです。

しっかりたっぷり歩くことで日々の動きの偏りを修正することができなくなった現代人にとって、体のゆがみが固定化してしまう原因ベスト4は左記のようになるでしょう。

（1）座る姿勢の偏り
（2）筋力の低下
（3）体を横に振って歩く
（4）偏った姿勢での作業

動きのゆがみを治す「バランス操体法」

現代人は、正しく歩くことができていないだけでなく、姿勢を保つ筋力がとても低下しているので、日々生じる動きのゆがみを修正することができず、体のゆがみが固定化されてしまっています。そこで筋力をつけようと筋トレをしたとしても、体がゆがんだままで行なってしまうと、筋トレで新たなゆがみを作ることになりかねません。

そこで、まず操体法でゆがみを治し、ストレッチ＆マッサージ・筋トレを組み合わせてゆがみの修正力を維持・向上させるのが「バランス操体法」です。

橋本敬三医師が誰でもできる体のゆがみ対策法としてまとめた「操体法」は、じつは昔の人がやっていた、正しくしっかり歩いて重心を体の中心に戻す動きを取り出し、〝操法〟としてまとめたものだと言えるのです。

たとえば、基本的な操法である「2－①　かかと押し出しの操法（65ページ）」では、まず左右同じ動作を比較する診察（動診）で、動きのゆがみを見つけます。そして歩く時に、踏み出す脚で地面を押すのと同じ状態をつくり、脚や腰、背中を伸ばし重心を体の中心に戻します。その後、瞬間的に全身の力を抜いて、動きのゆがみを治します。

操体法のように、動きのゆがみに着目する療法はほかにありません。自分のゆがみに気づき、それを治す方法として、とても優れたものだと思います。

ただし、体のゆがみを治しても、傾いたりねじったりした姿勢を続けると、すぐにまたゆがんでしまいます。ゆがみ方には一定のパターンがあるので、バランス操体法ではこの方向を考えながら、ストレッチ＆マッサージ、筋トレを併用し、ゆがみを治す効果を高めています。

本書では橋本医師の考えにもとづいて、1章ではゆがみがもたらす病気や症状を、2章ではゆがみを治す「バランス操体法」について述べてきました。

先人たちが様々な形で伝えてきた伝統医療を、体の手入れに生かすことはとても大切です。しかし伝統医療は、昔ながらの考え方と技術でできており、治療をする人・受ける人もはっきり分かれています。伝統医療の考え方や技術を、今の私たちの感覚に合ったものに変え、日常生活の中で、誰もができる方法に改良していく必要があります。

　これからは、自分で体の手入れをする方法が求められています。多少の動きの偏りは自分で修正し、ゆがみとして蓄積してしまうことのない体を手に入れ、いつまでもバランスのよい身のこなしができる健康な生活を送ってください。

おわりに

私は内科医として30年間、西洋医学と東洋医学（漢方薬とハリ治療）、それに、自分で体のゆがみを治す操体法などの体操療法を併用してきました。特に最近の5年間は、ハリ治療とバランス操体法で、体のゆがみを治すことを中心に治療し、かなりよい治療効果があがっています。この経験から、私は次のことを実感しています。

　まず、患者さんが訴える痛みなどの症状は体が発している警告なので、薬で安易に取り去ろうとしないことです。体はどうして欲しいのかよく考えることが必要です。もちろん原因を探るための検査は必要ですが、日頃よく見られる多くの慢性の症状には、体のゆがみが大きく関係しています。

　もうひとつ言いたいことは、ものを見るスケール（尺度）のことです。東洋医学では当然、肉眼で見る等身大のスケールが使われます。現代医学では19世紀に肉眼が顕微鏡に変わりました。今では電子顕微鏡で分子まで見られるようになり、病気が遺伝子や蛋白質などの分子レベルで論じられています。しかし、生命体はひとつが残り全体とつながっています。ひとつのことが精密にわかるようになればなるほど、周りや全体のことはむしろわかりにくくなってきます。周りや全体のことを同じスケールで論じることができないからです。このことが、現代医学は部分的だと非難される原因のひとつになっています。

　逆に、東洋医学は部分ではなく全体を捉えると言われます。ここで捉えられる全体とは、全身のゆがみのことです。さらに筋肉や関節の障害、冷えやむくみなどの血液やリンパ循環の障害、内臓自律神経の障害から起こる腹痛などを全身のゆがみと関連づけて、等身大のレベルで捉えることです。これが東洋医学治療の肝《きも》の部分です。

　私は以上の考えや治療経験を、橋本敬三先生はじめ多くの先達の方々に導かれながら、「バランス操体法」としてまとめることができました。だからこのバランス操体法は、２千年もの間、人々の健康を支えてきた東洋医学の肝の部分の考え方と技術を使って、自分で自分の体を手当てする方法なのです。間違いなく効きます。この本が現代医学の欠点をいくらかでも補完でき、さらにこれからの医療、介護、予防や養生に役立つことを心より祈っております。

　最後になりましたが、私をこの道へ導いて下さった恩師金沢明先生始め、操体法を御教授頂いた今村時雄先生、さらに上村妙子さんや故本郷康幸さんをはじめ、九州操体法研究会の仲間の方々に、厚く御礼申し上げます。また、本書の出版を勧めて下さったＪＡ熊本厚生連常務理事の高森猛様、熊本日日新聞社総合メディア局の山口達也様に感謝申し上げます。出版の機会を与えて下さった農山漁村文化協会（農文協）に改めて感謝申し上げるとともに、本書の編集を担当し頑張ってくださった農文協プロダクションの阿久津若菜さんに厚く御礼申し上げます。

〈著者紹介〉

久光　正太郎（ひさみつ　しょうたろう）

医師、医学博士。内科学、病理学。中国北京協和医科大学中西医結合科留学を経て、漢方・鍼・操体法など東洋医学専門の久光クリニックを熊本市内に開業。JA熊本厚生連の介護予防事業の指導のほか、機関誌「文化連情報」（日本文化厚生農業協同組合連合会）に「火の国からのアンチエイジング」連載（2012年2月号～2014年1月号）するなど、中高年からの健康維持の指導に力を入れている。

著書：『今日の中医診療指針―内科編』（新樹社書林）、『漢方エキス剤―選びかた使いかた』（医歯薬出版）（いずれも共著）

バランス操体法

痛み・こり・しびれの診断と手当て　　**健康双書**

2014年4月25日　第1刷発行

著　者　　久光　正太郎

発行所　　一般社団法人　農山漁村文化協会

〒107-8668　東京都港区赤坂7丁目6-1

TEL 03-3585-1141（営業）　TEL 03-3585-1145（編集）

FAX 03-3585-3668　振替 00120-3-144478

URL　http://www.ruralnet.or.jp/

ISBN 978-4-540-11104-4

編集制作　（株）農文協プロダクション

イラスト　櫻井ナン

DTP制作　金内智子

印刷　（株）新協

製本　根本製本（株）

食と健康の古典〈健康双書ワイド版〉

♣健康法の原点を伝える名著が大きく読みやすくなりました。

食と健康の古典1
病いは食から
「食養」日常食と治療食

沼田 勇著
1333円＋税

玄米食の勧め、食品の陰陽など「食養」の意義を現代の医学で臨床的に検討し再評価する。

食と健康の古典2
医薬にたよらない健康法

渡辺 正著
1333円＋税

「金魚運動」などで有名な西式健康法にもとづき、薬に頼らない日常生活の基本から本格鍛錬法まで解説する。

食と健康の古典3
健康食入門
酸性体質をかえる

柳沢文正著
1333円＋税

酸性体質は不健康のもと。毎日の主食・副食でその体質をどう改善するかを具体的に案内する。

食と健康の古典4
原本・西式健康読本

西 勝造著
早乙女勝元解題
1333円＋税

西式健康法の創始者が、原理と実際、由来を体系的に詳述した名著。作家早乙女勝元の解説も明快。

食と健康の古典5
民間療法・誰にもできる

農 文 協編
1333円＋税

副作用なし、おカネいらずの民間伝承の予防・治療法を、全国から四〇〇余り集めた家庭常備の健康読本。

食と健康の古典6
食医 石塚左玄の食べもの健康法
自然食養の原点『食物養生法』現代語訳

石塚左玄著
橋本政憲訳
丸山 博解題
1429円＋税

わが国における食養道の創始者石塚左玄の食医健康法を現代語訳で復刊。食養生の原点を描いた必読の古典。